儿童视力保护百科全书

李肖春◎著

天津出版传媒集团

天津人民出版社

图书在版编目（CIP）数据

儿童视力保护百科全书 / 李肖春著 . -- 天津：天津人民出版社，2019.7
ISBN 978-7-201-11853-6

Ⅰ．①儿… Ⅱ．①李… Ⅲ．①儿童－视力保护 Ⅳ．① R779.7

中国版本图书馆 CIP 数据核字（2019）第 125568 号

儿童视力保护百科全书
ERTONG SHILI BAOHU BAIKEQUANSHU

李肖春 著

出　　版	天津人民出版社
出 版 人	刘　庆
地　　址	天津市和平区西康路 35 号康岳大厦
邮政编码	300051
邮购电话	（022）23332469
网　　址	http://www.tjrmcbs.com
电子邮箱	reader@tjrmcbs.com

责任编辑	王昊静
策划编辑	周自立
特约编辑	吴海燕
装帧设计	尚世视觉

印　　刷	北京中振源印务有限公司
经　　销	新华书店
开　　本	880×1230 毫米　　1/32
印　　张	6
字　　数	90 千字
版次印次	2019 年 7 月第 1 版　　2019 年 7 月第 1 次印刷
定　　价	42.00 元

前言 preface

眼睛是心灵的窗户，人们靠眼睛感受外部刺激，将形成的印象传送到大脑，以此感知外界的事物。外界的信息80%是通过眼睛传入大脑的，所以视力的保护非常重要。

近年来，儿童眼病的发病率呈上升趋势。据不完全统计，5%~10%的学龄前儿童和10%的学龄儿童有视力问题。这不仅影响孩子的学习和生活，还影响孩子的心理健康和未来的职业选择。

孩子视力的优劣取决于儿童时期视力的发育。0~3岁是视力发育最重要的阶段，3~5岁视力仍继续缓慢发育，10岁以后视力发育已经达到成熟阶段。在孩子视力发育的过程中，任何原因造成的视力发育受阻，都有可能引起近视、斜视、远视、弱视等眼部疾病。如果未能及早发现、及早矫正，就有可能会留下永久性的视力缺陷。因此，作为家长，把握好孩子视力发育的关键期和敏感期，保护好孩子的视力，对孩子的未来和整个家庭以及社会有着重要的意义。

　　阅读本书，可以帮助广大家长正确掌握保护儿童视力和预防视力不良的知识，让孩子养成良好的用眼、护眼习惯。本书在讲解有关儿童视力知识的基础上，从良好的生活习惯和环境、合理膳食、小小视力游戏等几个方面详细地介绍了如何保护孩子的眼睛、提升孩子视力的知识，并系统地阐述了儿童的常见视力问题及改善策略，科学解析了家长的一些疑问。

　　预防大于治疗，保护孩子的视力必须从小开始。世界这么美好，别因为你的疏忽导致孩子模糊地看这个世界。

　　希望本书能够成为家长的得力助手，让孩子拥有健康、明亮的眼睛。

目录
contents

第三章　合理膳食，养出孩子炯炯有神的眼睛

第四章　小小游戏，在欢乐中提升孩子的视力

第五章　改善儿童常见视力问题的辅助训练方法

第六章　解析家长对有关孩子眼睛的一些疑问

附 录

后 记

第一章
儿童期是培养孩子好视力的关键期

视力的好坏不仅影响着孩子日常的生活和学习，还影响孩子的心理健康和未来的职业选择。儿童期是孩子眼球和视神经发育的成长期，从小保护好孩子的视力，可减少孩子因用眼不当而造成的视力下降，也可使许多由于发现晚而延误治疗的视力问题得到及时的矫正。

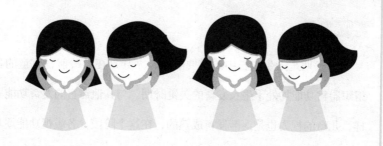

为什么说儿童期是培养孩子好视力的关键期

为了不让孩子输在起跑线上，许多家长给孩子报各种各样的学习班，如识字班、阅读班或英语班等，殊不知过于繁重的学习压力是导致孩子视力低下的主要原因之一。另外，孩子视力低下还与家长忽略了视力培养的关键期有关。

好视力讲堂

　　儿童期是人生成长中的重要阶段，尤其是在学龄前，儿童的各组织器官功能均处于生长发育的关键时期。与其他器官的发育功能一样，儿童的视力也是逐渐发育成熟的，在这个阶段，各级视功能逐步形成和成熟。视觉系统有相当的可塑性，因此，我们必须抓住儿童期这个培养孩子视力的关键期。

人的眼睛发育有两个重要时期：第一个时期是16岁之前，是眼球和视觉发育的成熟期；第二个时期是45岁以后的老花眼时期。对人们视力影响最重要的是第一个时期。

婴儿刚出生时，眼球通常是扁圆的，眼轴只有17毫米左右，所有宝宝都处于生理性远视状态。随着孩子的不断发育和成长，眼球也在增大，这时眼轴逐渐拉长，晶状体逐渐变扁，角膜逐渐变平，在相互协调下，远视度数逐渐降低。大概到六七岁时，孩子的远视基本消失，视力可达到1.0，变成正视眼。

但是，如果在孩子视力发育期间，过早、过度地让孩子使用电子产品，或者孩子的户外活动时间不足，就会导致孩子眼轴发育过快，与晶状体变扁、角膜变平不相协调。这样，孩子以后就很容易发展成近视。

总之，儿童期如有不良因素影响，就会妨碍视力的正常发育。当然，在这一阶段，如果家长能够尽早发现孩子视力的异常并及时采用正确的改善方法，在6岁左右，最迟不超过12岁，孩子的视力问题就能得到好转。而一旦错过了这一关键阶段，就很难再去解决孩子的视力问题了。所以，儿童期是培养孩子视力的关键期。

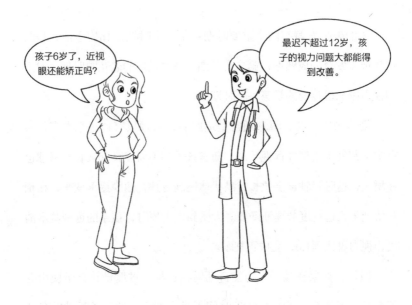

儿童的视功能

　　人眼的视觉功能包括光觉、色觉、形觉（视力）、动觉（立体觉）和对比觉。我们一般所说的视功能检查多指形觉（视力）的检查。视功能分为三级：同时视、融合视、立体视。同时视是指双眼能同时看到一个物体，但不必完全重合；融合视是指视觉中枢综合来自两眼的相同物像，并在知觉水平上形成一个完整印象的能力；立体视是指双眼由一定的视差，在上述二级的基础上形成的三度空间知觉，是双眼视觉的高级部分。

在儿童期，除了视力逐渐发育，其他视功能也随着年龄的增长逐渐发育和成熟，并逐渐能够承担眼睛的各种视觉功能。

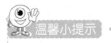 温馨小提示

虽然说儿童期是培养孩子视力的关键期，但其实当胎儿还在妈妈腹中时，最先出现的器官既不是手，也不是脚，而是脑与眼睛。因此，孕期妈妈要注意培养胎儿的视力，为孩子将来的好视力打下基础。比如，在孕期要注意预防感染，保持良好的生活习惯，注意营养均衡，多吃有助于改善视力的食物等。

儿童各阶段视觉发展规律及其培养重点

视觉是个体最重要的感知觉之一，个体对外部环境的大多数感知信息都是由视觉提供的。儿童的视觉功能发育尚不完善，需要在外界环境的不断刺激下才能逐渐发育成熟。

好视力讲堂

　　儿童的视觉发展是一个渐进的过程，视力的状况会随着孩子年龄的增长及眼球的发育而变化，不同年龄段的孩子视力也不同。家长应了解孩子各阶段的视觉发展规律及其培养重点，给予细致的呵护，这样才能让孩子的视力健康发育。

1. 新生儿

视觉发展规律： 孩子刚出生的时候，对光线就有反应，但此时眼睛发育并不完全，视觉结构、视神经尚未成熟，视力仅有成人的1/30。可以看到模糊的影像；瞳孔对光有反应，会眨眼；视力范围可达20~25厘米，但视野只有45度左右。

视觉培养重点： 在这个阶段，家长应尽量多和孩子进行对视，最佳距离为20厘米。尽量多的刺激可以让孩子的大脑建立更多突触。新生宝宝喜欢注视复杂的形状、曲线和鲜明的对比色，具有这些特点的玩具或卡片都可以用来促进孩子视觉的发展。

2. 1~4个月

视觉发展规律： 满月的孩子已经有了注视与固视的能力，会注视抱他的人，不过无法持续太久，眼球容易失去协调；接着，孩子开始用双眼追视移动的物体，追踪功能得以发育，而且，很快学会抓东西，开始学习眼和手的协调功能；4个月大的孩子已经可以展现出对某种颜色的偏爱，可以分辨出属于同一种颜色，但深浅不同的两种色彩。

视觉培养重点： 在这个阶段，家长应经常给孩子看移动的物体，可以手持带有图案的卡片让孩子追视，每次训练的时间不要超过半分钟；在日常环境中多布置有色彩的图画、玩具和装饰。

3. 5~8个月

视觉发展规律：这个阶段的孩子的眼和身体的协调能力已经相当熟练，能够自由地够到和抓取物体；并学会双眼的集中和聚焦，能够在远近目标之间迅速和准确地转换焦距，即具有了调节功能；几乎拥有了和成人一样的视觉能力，比如对轮廓、色彩、距离、体积等的感知，感知远近、深浅的深度知觉也开始发展。

视觉培养重点：在这个阶段，家长应扩大孩子的视野范围，多带孩子四处走动，增加室外活动；让孩子辨别室内的人以及房间中的物品，有意识地带孩子去观察，培养孩子对外界的兴趣。

4. 9~12个月

视觉发展规律：这个阶段的孩子开始更好地使用双眼判断距离，能够比较准确地抓住和投掷物体。孩子在1周岁左右，视觉发育已经相当精确，开始对一些细小的物体产生兴趣，并能区分出简单的几何图形。

视觉培养重点：在这个阶段，家长应让孩子多玩一些球类、各种图形类的玩具，帮助孩子发展手与眼的精细协调能力；鼓励孩子在室内或室外探索感兴趣的事物，不要对孩子有过多的约束。

5. 1~3岁

视觉发展规律：孩子1周岁以后，喜欢借助眼睛引导手部活动，触摸所有看到的新事物，手眼协调能力快速提高；能够通过观察将事物配对，视觉分辨能力得到更好的发展；会集中注意力观看动画片或绘图。

视觉培养重点：在这个阶段，家长应对孩子加强安全教育，避免孩子发生眼外伤；多陪孩子读一些色彩鲜明的故事绘本，但读绘本的时间不宜过长，防止孩子眼疲劳。

6. 4~6岁

视觉发展规律：这个阶段的孩子的视力已逐渐发育成熟，视觉的清晰度增加，6岁时能达到1.0，基本达到成人的视力水平。

视觉培养重点：这个阶段的孩子若视力异常，会有明显的征兆，如喜欢眯眼或歪头看东西，喜欢揉眼睛等，出现这些情况家长要及时带孩子去检查。

知识加油站

儿童视力发展规律的估算法

我们可以对儿童的正常视力标准进行估算，方法是用0.2乘年龄。如2岁孩子的视力可达0.4，5岁孩子的视力基本达到1.0。但孩子的视力发育是有个体差异的，有的孩子视力发展得快，有的孩子视力发展得慢，因此不能硬套公式。

通常，不同年龄段的孩子的正常视力有一个范围：2岁孩子的正常视力在0.4以上，3~5岁孩子的正常视力为0.5~1.0，6~7岁孩子的正常视力为0.7~1.0，7岁以上孩子的正常视力为0.8~1.0，并且每个阶段孩子的两眼视力在视力表上相差不超过两行。

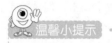
温馨小提示

儿童视力的发展是较为缓慢的，其中2岁前是视觉发育最为关键的时期；2~5岁是巩固和提高视力最为重要的阶段，一旦视力的发育在这个时期发生障碍，那么以后将会很难恢复；6~12岁孩子的视觉功能仍然具有一定的可塑性。因此，孩子的视力在整个儿童阶段都要引起足够重视。

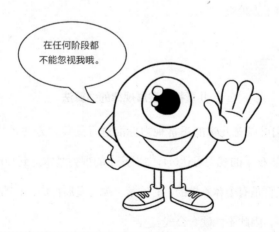

在任何阶段都不能忽视我哦。

不同年龄阶段孩子的视力检查法

视力检查是检测眼睛能不能看清楚外界事物的最直观的方法。那么，视力检查到底是指什么呢？家长又该怎样去检查孩子的视力是否良好呢？

好视力讲堂

视力是生物利用光线形成的对周围事物认知的感知能力。它包括中心视力和周边视力两部分。中心视力指能清楚准确地看见物体的视力。周边视力指一个人的视野大小。平常我们说的视力检查中的视力指的就是中心视力。

不同年龄阶段的孩子有不同的视力检查方法，家长可以根据孩子的年龄，参照以下方法进行视力检查。

1. 客观观察法

2岁以内的孩子可用客观观察法，检查口诀为：1月怕来2月动（"怕"是指怕光，"动"是指随大人的活动转动眼球），4月摸看带色物，6月近物能抓住，8月存在跟随目（大人手指到哪，宝宝的目光就看到哪，并固视不动），1岁准确指鼻孔，2岁走路避开物。

比如，检查1个月内孩子的视力，距孩子20~30厘米处，妈妈可用一笔式手电筒，一开一关照射孩子的瞳孔。正常孩子的瞳孔，能随之缩小放大，就是有对光反应。

2. 儿童图形视力表检查法

3~5岁的孩子可用儿童图形视力表检查法，它以孩子最感兴趣的花鸟、动物或物品绘制而成，用来代替E字表，检查孩子的视力。家长可遮住孩子的一只眼，让他看眼前0.5~1米处的儿童图形视力表，如果孩子能够说出这些图案的名称，就说明孩子看清了这个图案的轮廓和细节，那孩子未遮盖的眼睛的视力就没有问题；当用另一只眼看时，如果孩子常说错上面的内容，或孩子变得很烦躁，急于打开被遮盖的眼，说明未遮盖的眼睛的视力可能出现了问题。

检查时，家长要耐心细致，与孩子沟通感情，争取得到孩子的信任和配合，从而获得较为准确的视力检查结果。

3. 成人视力表检查法

5岁以上的孩子，可用成人视力表检查法。检查应在孩子健康状况良好的情况下进行。检查视力的场所必须明亮。对孩子进行视力检查，家长最好事先示范检查的过程。检查视力时，先查右眼，遮盖左眼；再查左眼，遮盖右眼。

注意，孩子的视力发育存在着个体差异，有的可能提前一些，有的则稍晚。孩子只有出现明显的迟钝，才有可能是视力问题。采用以上方法检查孩子的视力时发现孩子有以下几种表现，就要及时去看眼科医生：（1）有畏光、流泪及眼睑痉挛等不适症状。（2）眼睑下垂，需仰头视物。（3）视物时经常眼斜、歪头或距离非常近。（4）走路缓慢或不敢走，玩耍时活动范围局限。（5）经常眯眼或频繁眨眼。

知识加油站

孩子的视觉检查

孩子需要做的视觉检查有视力检查、色觉检查、暗适应检查等。

具体的检查项目有很多，但不是每一项都需要孩子去做。通常，孩子需要做的检查有视力检查、裂隙灯检查和屈光检查（验光检查）三项，通过这三项检查可大体了解孩子眼睛的情况，判断孩子的视力好坏、屈光是否正常等。

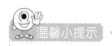

　　孩子的很多视力问题或缺陷都在儿童期被忽略，从而造成了严重后果。家长应尽早带孩子去做视力检查，及早发现问题，并采取补救措施，这能避免孩子很多的视力问题。所以，建议孩子3~4岁的时候就开始视力检查。

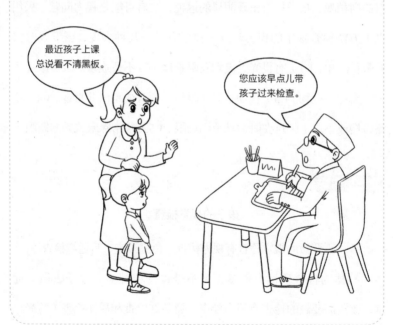

哪些因素影响儿童的视力发育

我们经常看到很多低龄的孩子就已经戴上了厚厚的眼镜，看得人很是心疼。为什么孩子这么小就戴上了眼镜呢？您是否知道哪些因素影响了孩子的视力呢？

好视力讲堂

近年来，随着儿童眼病以及视力异常的增多，孩子的视力问题越来越受到家长们的关注。如果不能在早期接受积极有效的治疗，就很容易引起永久性的视觉障碍，对孩子以后的生活质量有较大的影响。因此，家长有必要了解影响儿童视力发育的因素，让孩子拥有一双明亮的眼睛。

一般来说，影响孩子视力发育的因素主要有以下几个方面：

1. 不良的生活习惯与环境

现代医学研究发现，不良的生活习惯与环境不仅会影响孩子的身心发育，还会对孩子的视力发育产生不良的影响。主要包括以下几点：

（1）睡眠不足。孩子长时间睡眠不足会导致植物神经功能紊乱，眼睛功能调节出现异常，从而导致视力出现问题。

（2）家庭噪音。有研究指出，噪音能使人眼对光亮度的敏感性降低，还能使视力清晰度的稳定性下降，噪音还可使色觉、色视野发生异常；另外，噪音可使眼睛对运动物体的对称性平衡反应失灵。

（3）吸二手烟。烟草中有一种毒性较强的氰化物，在人的体内积累到一定程度，可造成中毒性弱视。孩子的视力发育正处于关键期，对烟雾中的有害物更为敏感。因此，家长不要在孩子面前吸烟，以免影响孩子的视力。

2. 先天因素

由于先天因素，孩子的眼睛有先天性发育障碍，如白内障、上睑下垂、倒睫毛等，使进入眼内的光线被阻挡或削弱，从而导致视细胞不能接受光的刺激，这样会使眼睛的视神经细胞得不到发育，影响孩子将来的视力。

3. 营养因素

儿童期是培养孩子好视力的关键期。眼球的正常发育需要各种营养物质的支持。如果孩子经常挑食或偏食，缺乏均衡的营养物质，就会影响视网膜的发育，使眼球壁发育不够坚韧，受眼肌收缩挤压后，眼轴就容易被拉长，从而影响孩子的视觉功能。

4. 过度地使用电子产品

近年来，电子书、手机、电脑等电子产品发展快速，孩子们喜欢这些高科技产品。但是，如果孩子长时间地盯着电子屏幕，视力就很容易出现问题。

另外，还有许多其他影响孩子视力发育的因素，如用眼过度、心理压力大、孩子的视力不良没有得到及时正确的治疗、未配戴合适的眼镜、眼外伤等。

知识加油站

常见的先天性眼病

常见的先天性眼病有以下几种：

（1）病理性近视。又叫高度近视、进行性近视、变性性近视，是发病最多的遗传性眼病。

（2）先天性青光眼。又叫"大眼睛"，患儿有一双超过正常黑眼球的大眼睛，灰蒙蒙的，怕光，容易流泪。

（3）先天性白内障。又叫"白瞳症"，孩子刚出生时瞳孔区就发白，这种情况应尽快看医生，经明确检查诊断后，应尽早做手术。

（4）先天性上睑下垂。又叫"望天眼"，患儿上眼睑抬不上去，眼睛睁不大，看东西常呈仰头抬下巴望天状。

（5）先天性色盲。是遗传性色觉障碍，视细胞中红、绿、蓝三种感光细胞部分或全部缺失，男性发病率比女性高5倍。

（6）原发性视网膜色素变性。又叫遗传性夜盲，儿童期发病，开始时仅表现为暗适应能力减退，随着年龄的增长，病情逐渐加重，到青年时视力大减，稍暗处就不能辨五指。

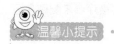
温馨小提示

为了培养孩子的好视力，在生活中，家长首先应规范自己的行为，在孩子面前尽量少使用电子产品，更不要主动提供电子产品。其次，让孩子拥有一个良好的生活环境，比如保持室内光线充足、没有太多的噪音，不在孩子面前抽烟等。最后保持营养均衡，引导孩子不挑食、不偏食。

视力的好坏与孩子大脑的发育密切相关

有的孩子视力不好，看不清事物，家长只是以为"看不清"，并没有深刻认识到眼睛看不清还会直接影响孩子的大脑发育。相反，大脑发育的好坏也会影响孩子的视力。

好视力讲堂

眼睛与大脑有着密切的关系。其实，看事物这个行为是由人的眼睛和大脑共同完成的。但是，很多传统的眼科医生似乎都认为，眼睛是独立于大脑的，就好像它们只不过是光学仪器，如果性能出现了问题，可以借助透镜辅助恢复。这种观点是错误的。

眼睛本身不过是感受外界刺激的感觉器官，它在接收信息时需要一定的处理过程。在这个处理过程中，大脑发挥着重要的作用。当光进入眼睛，可以在视网膜上成像时，呈现在视网膜上的像和实际的像是上下左右颠倒的。由于大脑的处理将其修正成了正确的方向，我们才能正确认识外界的事物。

因此，视力的好坏影响着孩子的大脑发育。当视力处于低水平状态时，人的视线就会模糊，此时由视觉传送到大脑的刺激就会减弱，从而不能帮助大脑中的视觉细胞正常发育；当视力处于高水平状态时，人的视线就会很清晰，由视觉传送到大脑的刺激就会增强，从而促进大脑中视觉细胞的发育。

相反，大脑发育的好坏也会影响孩子的视力。我们都知道大脑分为左右两个半球，它们有不同的分工，如果左右脑信息不通畅，大脑就不能及时将信息传递给眼睛，从而影响视力。这也印证了聪明的孩子一般会有一双灵动眼睛的说法。所以说，使大脑灵活，也是改善视力的一种有效方式。

另外，为了促进孩子大脑的发育，改善孩子的视力，家长可以让孩子吃一些健脑的食物。

1. 海带

海带中含有丰富的牛磺酸，可促进大脑的智力发育，延缓大脑的衰老。同时还可以提高人体神经的传导功能，改善视力。

2. 核桃仁

核桃仁能益血补髓、强肾补脑，是强化大脑记忆力和理解力的佳品。核桃仁含油脂较多，不易消化，一般3～6岁的孩子每天吃三四颗大核桃仁就足够了。

3. 鸡蛋

鸡蛋是常见的补脑食物，而且营养全面。鸡蛋中含有较多的卵磷脂，能使脑中乙酰胆碱释放增加，对神经的发育有重要作用，有增强记忆力、健脑益智的作用。

4. 香蕉

香蕉中含有丰富的矿物质，特别是钾离子的含量较高，一根中等大小的香蕉就含有451毫克的钾，常吃有健脑的作用。

5. 虾皮

钙能保证大脑处于最佳状态。虾皮中含钙量非常丰富，每100克虾皮中含钙2000毫克。孩子适量吃些虾皮，对加强大脑的记忆力、防止软骨病有好处。

6. 鱼肉

鱼肉中含有很多优质蛋白质和钙，尤其是淡水鱼中含有的不饱和脂肪酸，可以增强人脑细胞的活动能力。

7. 黄花菜

黄花菜中富含蛋白质、脂肪、钙、铁、维生素B1，均为大脑代谢所需要的物质，因此，它被人们称为"健脑菜"。

8. 动物肝、肾脏

动物肝、肾脏中富含铁质。铁质是红细胞中血红蛋白的重要组成成分。经常吃动物肝、肾脏，可使体内铁质充分，从而红细胞可以为大脑运送充足的氧气。

另外，家长也可以让孩子做一做改善视力的大脑体操——交叉运动，这项运动能够同时启动左右脑半球和整个身体之间的沟通回路，让脑部神经系统都活络起来，从而提高视力。具体做法如下：

第一步，先暖身，左右手前后摆动，然后左右腿抬高放下，放松身体。

第二步，先用左手碰触抬高的右腿膝盖，右手自然垂下，保持不动。然后用右手碰触抬高的左腿膝盖，左手自然垂下，保持不动。反复多做几次这样的动作。

知识加油站

了解眼睛的结构

想要维持眼睛的健康，我们应该知道眼睛是如何看外界事物的。首先，光从外界进入眼球中最表层的角膜，虹膜中心的瞳孔是光线的入口，它可以改变大小以调节光的射入量。

然后，再通过睫状体调节晶状体的厚度、屈光以调整焦距。这样一来，物体就会在视网膜上成像，视神经接收到这一信息，眼睛就可以看见东西了。

眼睛的结构就好比是高性能的可自动对焦的相机。角膜和晶状体相当于镜头，睫状体相当于对焦系统，虹膜则相当于光圈，视网膜相当于胶片。

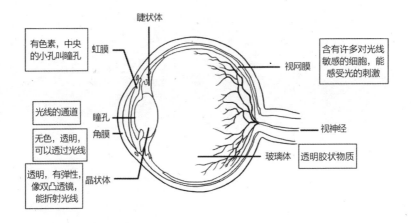

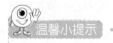

温馨小提示

　　当孩子总是抱怨眼睛疲劳、易瞌睡、看不清时，家长应提高警惕，尽快带孩子去专业的眼科医院检查视力。因为视力一旦下降，孩子就会变得没有活力，上课无法集中精力，从而导致学习成绩下降。

第二章
良好的生活习惯与环境，预防孩子视力低下

　　孩子视力不良，除了遗传的先天因素外，大多与后天不良的生活习惯与环境有关。专家指出，只有10%的近视是遗传因素造成的，而90%的近视是环境因素造成的。只有改变不良的生活习惯和环境才能启动人体自我修复的能力，从而保护孩子的视力，缓解视力疲劳，预防视力低下。

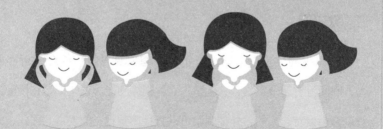

给宝宝创造良好的视觉环境

刚出生的宝宝睁着一对好奇的眼睛，他对世上的任何东西都感兴趣，家长要利用这一关键阶段多给孩子一些视觉刺激，这对提高孩子的视力水平会有很大的帮助。

好视力讲堂

刚出生的宝宝，大脑没有记忆、想象、思维、综合分析的能力，眼睛没有调节、集合、融像、立体视等功能。这些都是在接受外部刺激后发育起来的，外部刺激可以直接影响视觉的发育。因此，家长给宝宝创造一个良好的视觉环境至关重要。

对比，家长需要注意以下几个方面：

1. 床头上挂的玩具

很多家长都喜欢在宝宝的床栏中间系一根绳，在上面悬挂一些色彩缤纷的玩具，用来刺激宝宝的视力发育。由于宝宝多是远视眼，但如果悬挂的玩具是长期静止不动的，或把玩具挂得距离宝宝太近，宝宝的眼睛就会长时间地向中间旋转，很可能发展成内斜视。

因此，家长不妨把玩具悬挂在围栏的周围，并经常更换玩具及其位置和方向。另外，用玩具逗宝宝时尽量不要把玩具放在离宝宝眼睛太近的地方，否则会影响视力的发育。

2. 注意不要频繁拍照

刚出生不久的宝宝其眼球发育尚不完善，尤其是视网膜里的感光细胞很娇嫩，非常怕强光的刺激。如果经常给宝宝拍照，强烈的电子闪光就会对宝宝的视觉细胞产生冲击，损伤视觉。这种损伤还与电子闪光相机拍照时的距离有关，相机离眼睛的距离越近，损伤也越大。因此，尽量不要给宝宝频繁拍照，拍照时最好使用自然光来拍照。

3. 注意变换喂奶姿势

一些妈妈总是习惯长期固定一个喂奶姿势，但其实宝宝在吃奶的时候，眼睛会不停地看周围的事物和环境，如果妈妈长期用一个姿势喂奶，就会影响宝宝的视觉发展，最后造成斜视。因此，妈妈应注意变换喂奶姿势，给宝宝提供一个良好的视觉发育环境。

宝宝的色觉发育

在宝宝的视觉发育中，色觉发育是最迟的。刚出生的宝宝只有明暗度的感觉，3个月左右才开始被红色和黄色的事物吸引。6个月后才开始被绿色和蓝色吸引，紫色是宝宝感受最晚的颜色，甚至孩子到了4岁还不能辨认出紫色。宝宝喜欢明亮度高的物品，喜欢纯色度高的玩具，这些明亮度、纯色度高的颜色，会刺激宝宝视网膜细胞的辨色力迅速提升。因此，家长应准备一些色彩明艳、对比度强的玩具逗宝宝，几何形状也可以多一些。

但是，有的宝宝天生就有色觉问题，比如色盲。色盲是一种隐性的遗传性疾病，它分很多种类，主要有全色盲、红色盲、绿色盲和蓝色盲。遗传性的色盲，通常是由于三种类型的视觉锥形细胞中的一种或者颜色传感器——尤其是位于视网膜中央部分的——丢失或是排列错误引起的。

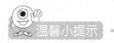 温馨小提示

　　婴儿期是儿童视觉发育最敏感的时期，如果宝宝的一只眼睛被遮盖几天，那么他被遮盖的那只眼睛就有可能造成永久性的视力异常。因此，我们在看管宝宝时，一定不要长时间用物品遮盖宝宝的眼睛。抱宝宝外出时，如果光线太强，可以用纱巾遮盖一下，以避免强光刺激宝宝的眼睛。

选择有利于孩子眼睛的灯光或照明

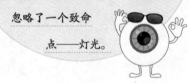

预防孩子视力不良似乎成了每位家长的必修课，从饮食到生活习惯，每个细微之处都为保护孩子的视力着想，但是他们千防万防，还是有不少孩子出现了视力问题。这到底是为什么呢？这是因为家长们忽略了一个致命点——灯光。

好视力讲堂

美国得克萨斯大学健康科学中心内分泌学家拉塞尔·雷特博士说："灯光是一种毒品。滥用灯光，就是危害健康。"不合理的灯光会影响孩子的视力发育。

在昏暗的灯光下看书，孩子不得不眯起眼睛才能看得清，如果长时间这样，很可能引发假性近视，久而久之，就会成为真性近视，所以不要让孩子在昏暗的灯光环境下学习。

而过强的光线又会使孩子的眼睛容易疲劳，从而造成近视或加深近视。有人做过这样的实验：将猴子放在黑暗的房子里饲养，可导致猴子远视。因此，在比较暗的灯光下看东西，与在明亮的灯光下看东西相比，光线暗时物体的成像偏前，光线亮时物体的成像偏后。这样，光线过强时，自然让眼轴的伸长性适应反应更强。因此，家庭照明不宜太亮。另外，夜晚学习一段时间后，应让孩子到室外玩一会儿，在较暗的光线下活动，对视力有很好的调适作用。

在日常生活中，为了保护孩子的眼睛，家长还应注意下面两点事项：

1. 夜间不要开灯睡，以免伤害孩子的眼睛

有很多孩子因怕黑都有开灯睡觉的习惯，但是家长要注意了，夜间开灯睡觉会伤害孩子的眼睛。这是因为虽然孩子睡觉时眼睛是闭着的，但是依然有光线能透过眼皮刺激孩子的眼睛，而孩子的眼睛比较脆弱，长时间被照射，视网膜会受到损伤，近视的概率会高于同龄关灯睡觉的孩子。

最新一项研究显示，睡眠时光照对儿童的视觉发育是有影响的。孩子在黑暗的房间里睡觉，将来近视眼的发病率为10%；在暗光下睡觉，将来近视眼的发病率为35%；在强光下睡觉，将来近视眼的发病率则高达55%。同时，夜间长时间开灯睡觉还会使白内障的概率

增大。

因此，家长应尽量让孩子在黑暗的房间里睡觉。如果孩子很怕黑，可以选择使用小夜灯，这种微弱的光线很柔和，不会对孩子的视力造成伤害。

2. 尽量不使用浴霸灯

现代不少家庭浴室里都安装了浴霸，以使冬天洗澡更暖和。浴霸的工作原理是通过取暖泡的热辐射来提升浴室的温度。浴霸在快速升温的同时，会产生强光。儿童的眼睛一般要到6岁左右才能发育成熟，尤其是1周内的孩子，对光线具有好奇心，洗澡时总喜欢盯着浴霸的强光看；另外，孩子眼睛内的黄斑还没有发育好，如果长时间盯着浴霸，很可能会导致孩子的眼睛内部灼伤，严重时会导致黄斑性失明。

有人做过一项实验，测试出浴霸的光照强度是普通日光灯的9倍。光线过亮，瞳孔来不及控制，光线直接射入眼睛，可能会损伤晶状体和视网膜。

冬天给孩子洗澡时，建议家长使用较为安全的暖风机，若是用浴霸，需要注意这几点：避免孩子的眼睛直视浴霸灯光；浴霸工作时不要用水喷淋，否则会引发电源短路等危险；使用时不要频繁开关浴霸。

如何选择护眼灯

护眼灯的基本工作原理，是把低频闪提高至高频闪，它使用了变频电子镇流器，将闪烁速度提高到每秒闪烁几千次甚至几万次，闪烁的速度超过了人眼的神经反应速度，因此人们在这种灯光下学习会觉得眼睛比较舒服。选择护眼灯时要注意以下事项：

（1）选择护眼灯，要注意排除"三无"产品，要看证件，如护眼灯的产品合格证、产品安全认证证书等。

（2）护眼灯的灯光没有频闪，要有均匀、柔和的光线分布。护眼灯还需设置透镜、格栅等，以防止直射光线形成直接眩光。另外，要注意选择灯泡不外露的护眼灯。

（3）护眼灯要有高显色性和合适色温，显色性应大于80%，护眼灯合适色温应为3300~5300开。选择时应注意荧光灯管上的几种标志：RR为日光色，RN为暖白色，这两种颜色都有护眼作用；RL为冷白色，RB为白色，这两种颜色没有护眼的作用。

（4）护眼灯最好能过滤紫外线和减少反射眩光。阅读纸上的文字时，经常会有镜面一样的眩光，这种光叫反射眩光。选用灯臂可调节的台灯或在台灯上加偏振片是一个很好的解决方法。

（5）高频辐射和电磁辐射对孩子有严重影响，因此，最好不要选择这种护眼灯。

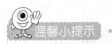 温馨小提示

　　家长应注意孩子使用台灯时的位置：孩子学习时，台灯应在书桌的左前方，以免右手挡住光线。另外，注意台灯要保持清洁，灯泡用的时间过久，或发生闪耀或照明降低时，必须及时更换，以保证足够的亮度。

电子产品对儿童眼睛伤害大

随着科技的发达，社会的进步，越来越多的电子产品融入家庭生活中，孩子接触电子产品的机会也越来越多。随处可见大人、孩子手中拿着手机，专心致志地当起"低头族"，置身于信息时代。孩子从小接触电子产品，俨然已成为趋势。

有很多家长表示，在自己很忙而孩子又暂时无人看管的情况下，会选择将手机打开，让孩子看视频、图片或玩游戏，孩子会立马安静下来。所以，不知不觉中，电子产品就承担了一部分"保姆"的责任。但是，您知道电子产品对孩子的眼睛有多大的伤害吗？

1. 使睫状肌疲劳，容易造成假性近视

孩子在看电子屏幕时，会目不转睛地盯着屏幕，但是电子屏幕的光线很强，时间久了，会使孩子的眼睛感到疲劳、酸涩。

另外，孩子看电子屏幕时一般都会离得非常近。这样，睫状肌就会快速收缩，并迅速对焦，加上孩子的睫状肌非常敏感，肌肉收缩力非常强，会使睫状肌不易放松，容易造成假性近视。如果过度使用眼睛，可能还会有酸麻胀痛的症状，但孩子无法完整地表达自己的感受，可能就会有易怒、哭闹、不专心等情况发生。

2. 使晶状体混浊，影响视力

当电子屏幕发出的强光线进入眼睛时，晶状体会聚集光线进入眼底，并过滤紫外光及蓝光。但孩子的晶状体发育还不够成熟，抵抗过量的光线能力很弱，如果过度吸收过滤光线，就会使晶状体因为受光能量增高，造成蛋白质变性，眼睛的晶状体就会变得混浊而影响视力。

3. 伤害黄斑部，叶黄素供不应求

由于电子产品的屏幕亮度高，其中所散发出的蓝光能量强、波长短，可直接穿透角膜与水晶体射入视网膜，很容易引起黄斑部病变。有研究显示，黄斑部搜集叶黄素后，至少要过半年才会有反应，如果让孩子长期使用电子产品，将会造成视力提早老化，让儿童视力发展受损。

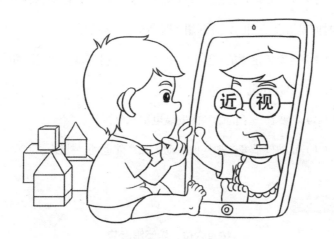

美国的一所大学进行了一项调查，这项研究调查有超过100万13~18岁的美国青少年参与，问题涉及孩子们使用手机、电脑或笔记本电脑的时长，社会互动情况，自我评估幸福感等。调查发现，把更多时间花在运动、看报刊、面对面人际互动等非屏幕活动的孩子，要比把更多时间花在屏幕设备上的孩子更有幸福感。

因此，作为家长，我们要尽量避免让孩子使用电子产品。如果避免不了，就应控制孩子使用电子产品的时间，2岁以下的孩子坚决避免使用任何电子产品，2~6岁的孩子一天最多使用手机或平板电脑30分钟，而6岁以上的孩子则最多只能用1小时，每使用20分钟就要休息10分钟。以下是几个需要注意的地方：

（1）家长要规定好孩子使用电子产品的时间，以及哪种屏幕在什么时间是可以使用的，并利用定时器执行这些规定。

（2）当家长定下的这些规定孩子不遵守时，就要接受惩罚，比如一周不可以使用电子产品。

（3）不要在孩子的卧室内安装电脑和电视。

（4）鼓励孩子多参加其他活动，如户外运动、社团活动等。

知识加油站

按摩穴位，缓解眼疲劳

当孩子眼睛疲劳时，可让他按摩下面的穴位，以消除眼睛的调节和集合的紧张，恢复调节和集合的功能。坚持做，对预防眼疲劳、近视很有效果。

（1）攒竹穴

位置：在面部，眉头凹陷中。

按摩方法：双手大拇指指纹面分别按在两侧穴位上，其余手指自然放松，指尖抵在前额上。随音乐口令有节奏地按揉穴位，每拍一圈，做四个八拍。

（2）睛明穴

位置：位于目内眦外，在鼻梁两侧距内眼角半分的地方。

按摩方法：双手食指指纹面分别按在两侧穴位上，其余手指自然放松，呈空心拳状。随音乐口令有节奏地按揉穴位，每拍一次，做四个八拍。

（3）四白穴

位置：在面部，瞳孔直下，当眶下孔凹陷处。

按摩方法：双手食指指纹面分别按在两侧穴位上，大拇指抵在下颚凹陷处，其余手指放松握起。随音乐口令有节奏地按揉穴位，每拍一圈，做四个八拍。

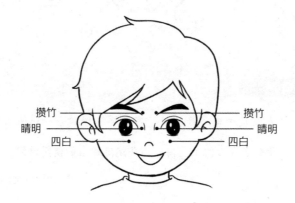

（4）风池穴

位置：位于颈部，当枕骨之下，与风府穴相平，胸锁乳突肌与斜方肌上端之间的凹陷处。

按摩方法：用一手拇指和食指同时点揉双侧风池穴及后枕部，点揉风池穴时，手指向对侧眼睛方向用力，以有酸胀感为度。

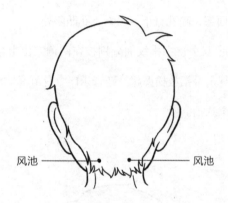

风池 ———— 风池

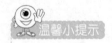

当孩子使用电子产品时，家长要陪伴孩子一起使用，过滤不利于孩子身心的不良内容，并规定适当的使用时间。

正确的看书姿势有利于保护视力

生活中，许多孩子看书往往不会老老实实地在书桌前坐着，而是喜欢在床上躺着、趴着看，他们认为这样比较舒服，殊不知，这些看起来舒服的姿势，会给眼睛造成极大的损害。

好视力讲堂

常言说："坐有坐相，站有站相。"看书也要有正确的姿势。可是有的孩子看书时，坐姿变得松松垮垮、东倒西歪的，甚至躺着、趴着看书。这些不良的看书姿势除了会使孩子的视力异常外，还会造成孩子骨骼的变形，甚至会出现驼背、肌肉疲劳等症状，对孩子的健康很不利。

因此，生活中家长有必要经常纠正孩子不良的看书姿势，并用正确的方式督促孩子改正过来，形成习惯。

1. 看书的正确姿势

看书时的正确姿势如下：

（1）坐姿要保持端正，眼睛应离书本一尺远，身体应离桌面一拳。

（2）注意腿的高度。在看书的过程中，要确保椅子的边缘不会影响血液流向双腿。建议大腿平行于地面，小腿垂直于地面。

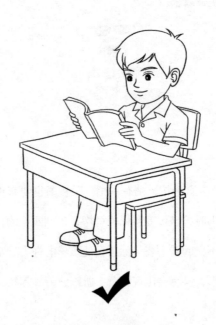

（3）注意后背挺直。因为向后弓着腰会使脖颈和后背疼痛，导致注意力下降。

（4）看书时，应双手捧着书，书的上端稍抬高与桌面成45度角，头稍向前倾，这样容易看清楚书上的字，还能避免颈部肌肉紧张与疲劳。注意不要把书竖直或平放到桌面上，这样对眼睛不利。

2. 看书"三不要"

看书的"三不要"内容如下：

（1）不要躺着看书。

躺着看书是一种错误的看书方式。躺着看书时，两只眼球不在同一水平上，或左右偏斜，或上下偏斜，连接焦点的位置也脱离轨道，两只眼睛所承受的负担轻重不同，使眼睛很容易疲劳，时间长了，眼轴会产生明显的不良变化。此外，躺着看书时，灯光会在书上产生阴影，久而久之，会引起眼睛的散光。

（2）不要走路时看书。

人走路时，身体会前后移动，拿书的手和头也会跟着移动，眼睛和书的距离会不断变化。为了看清楚书上的字，眼睛被迫频繁调焦，这种频繁调焦很容易使眼肌紧张，导致视疲劳。长时间如此，容易发展成近视眼。

（3）不要乘车时看书。

乘车时由于车的颠簸，会使眼睛与书之间的距离时远时近，为了能看清书，眼睛就要不断地调焦，从而导致眼睛里主管调节的睫状肌在高速、频繁的紧张收缩中极易疲劳。另外，坐车时随着车内光线的变化，也会加快眼睛的疲劳速度，加重疲劳程度。

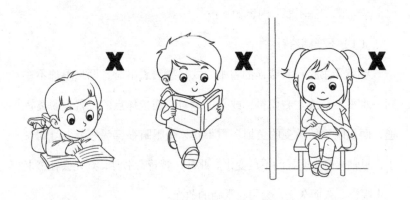

知识加油站

掌握看书的光线

看书时最合适的光线为散射光线，因为光线照得均匀、柔和，眼睛不容易疲劳。晚上看书时，家里多使用的是人工照明，注意比如白炽灯最好用25~40瓦，日光台灯则最好用8～12瓦，光源应放在左前方并要有活动灯罩，以避免眩目、耀眼和因写字时手的遮挡而使书上出现阴影。

此外，家长还要注意灯和书的距离。比如使用较大功率的日光灯，如果悬挂过高，桌面上的光照度同样达不到要求；反之，使用功率较小的台灯，只要离书近一些，通常不超过60～70厘米，同样也可以达到较好的光照度。

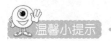

温馨小提示

家长要提醒孩子，看书时不要沾唾液。因为书本、书刊等上面有大量的病菌及寄生虫卵，即使手是干净的，也会把附在书上的病菌、病毒通过手进入口中，从而诱发各种疾病。因此，看书后最好让孩子用肥皂把手洗干净。

加强体育锻炼，预防视力低下

现在，很多孩子因为沉溺于电子产品的世界而成为电子产品的"奴隶"，再加上大部分的业余时间，孩子被要求参加各种辅导班，他们的体育锻炼时间就少得可怜，视力就会受到很大影响。

好视力讲堂

有数据研究表明，经常参加体育锻炼可以增强体质，能够促进眼球组织的血液供应和代谢，为眼睛提供更多的养料和氧气，使眼睛的营养状态得到改善，视觉功能得到增强，从而起到预防视力不良、提高视力的作用。身体的血液流通不畅，眼部的血液流通也会受到影响。

从运动生理学的原理来看，肌肉长时间处于某一特定状态，将会失去肌肉弹性，眼睛的睫状肌长时间近距离看书、看电子产品之后，容易产生视疲劳，使睫状肌失去原有的弹性，从而导致近视。如果适量地活动和放松疲劳的睫状肌，使其恢复弹性，就能起到改善和保护视力的作用。

最新研究表明，儿童每天累计2小时户外活动，可预防近视发生。

因此，家长应承担起重要责任，让孩子更多地到户外参加体育锻炼，把他从电子产品的世界里拯救出来，这样既可以保证孩子的身体健康，又能预防孩子视力不良。

以下是几种有益于孩子视力保护和发展的体育锻炼，家长们可以参考一下：

1. 乒乓球

打乒乓球时，双眼会紧盯着来往穿梭、忽远忽近、忽高忽低的乒乓球，使睫状肌能够不断地放松和收缩，促进睫状肌的血液供应和发育，减轻视力疲劳。

2. 放风筝

放风筝可以让孩子将视线延伸转移到高远处，自然调节眼肌，帮助眼睛放松休息。

3. 登山

登山是一项有氧运动，可以在运动的同时将周围的美景尽收眼底，在"一览众山小"的成就感中，获得更多绿色的"洗礼"。这项运动适合较大的孩子。在登山过程中，家长一定要注意孩子的安全。

4. 跑步

跑步的时候是直视前方的，可以使眼睛得到更好的放松和休息。如果孩子能够长期坚持跑步，那对预防近视，甚至是改善视力都有很好的效果。

5. 单足跳

家长可以带着孩子去草地上进行单足跳运动，让孩子的眼睛得到放松，同时也能够锻炼孩子的下肢力量，为以后的其他运动项目打下重要的基础。

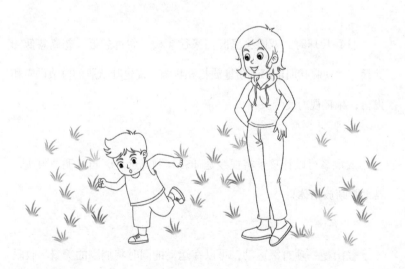

高度近视的孩子不宜做剧烈运动

如果您的孩子已经近视了，甚至是高度近视（超过600度），那么家长就要避免孩子做剧烈的运动，以避免孩子发生视网膜脱落。通常，高度近视的度数越大，眼底的改变也就越明显，发生视网膜脱落的可能性也越大。

通俗地讲，变薄的视网膜就好比一件衣服，被磨得很薄后，就容易撕裂。特别是在剧烈运动时，因液化玻璃体运动，牵拉薄弱的视网膜，会导致视网膜出现"破洞"，这时，眼睛里的液体就会从"破洞"灌进去，导致视网膜脱落。

适量运动有利于强身健体，但也要在保证身体不受伤的前提下进行，因此，建议高度近视的孩子选择做一些相对来说比较缓和的运动，比如慢跑、散步等，这样就避免了高度近视带来的运动缺失的状况。

另外，像打篮球、跳高、踢足球、赛跑、跳水、打羽毛球等剧烈运动都不适合高度近视的孩子。最后，专家还强调，高度近视的孩子最好每半年定期检查视力，必要时还需检查眼底这对于高度近视的孩子来说相当重要。

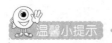

　　当然，家长除了带孩子进行体育锻炼外，在平时的生活中，也可以让孩子不乘电梯，改走楼梯，或走路的时候加大步伐等，通过这样一个个小的改变达到活动身体，保护视力的目的。

第三章

合理膳食，养出孩子炯炯有神的眼睛

　　眼睛的发育跟身体的发育一样，都需要均衡的营养，如果缺失了某种营养元素，眼睛就会出现类似"生病"的反应，进而影响视力。不同的眼部组织需要不同的营养成分，只有保证丰富的蛋白质、足够的维生素、充分的钙质等的摄入，才能满足它的营养需求，进而拥有健康的眼睛。

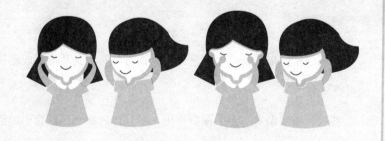

吃富含钙的食物，增强视网膜的弹性

钙是我们较为熟悉也颇为重视的一种矿物元素，但我们对它的认识大多还停留在增进骨骼发育、防止儿童佝偻病等方面，几乎很少将它和眼睛的发育联系起来。

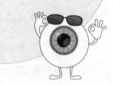

医学专家们指出，钙的缺乏是造成视力发育不良乃至形成近视的重要原因之一。

钙对眼部组织有一定的保护作用，一旦体内缺钙，就会引起巩膜的弹性下降从而容易引起视力减退或近视。

因此，家长要让孩子多吃富含钙的食物。

富含钙的食物有以下几种：

1. 牛奶

牛奶营养丰富，是人体获得钙的最佳来源，而且其中的乳酸能促进钙的吸收，是最好的天然钙源。另外，奶酪、酸奶等奶制品中钙的含量也很高，应让孩子经常食用。

2. 海米

海米营养丰富，富含钙、磷等微量元素，蛋白质含量也很高。海米和其他海产品都是钙的较好来源。

3. 油菜

油菜的营养成分含量及其食疗价值可称得上是蔬菜中的佼佼者，其钙、铁含量十分丰富。

4. 黑芝麻

黑芝麻是很好的补钙来源，其补钙、养生效果优于白芝麻数倍。不爱喝牛奶的人，可以一天用3匙黑芝麻粉替代。此外，黑芝麻酱的含钙量也很高。

5. 黄豆

黄豆是高蛋白食物，含钙量很高，且富含赖氨酸和易被人体吸收利用的铁。豆制品也是补钙佳品，如150克豆腐的含钙量高达500毫克。

6. 海带

海带是一种营养价值很高的蔬菜，不仅富含钙元素与碘元素，还有助于甲状腺素的合成。此外，海带还含有优质的蛋白质和不饱和脂肪酸。

7. 芥菜

《中国食物成分表》显示，每100克芥菜的钙含量高达230毫克，而相同质量的牛奶钙含量为100毫克左右。芥菜不仅钙含量很高，研究显示，人体对芥菜中钙的吸收率也与牛奶相当。

除此之外，鱼、墨鱼、花生、核桃、莲子、香菇、蘑菇、黑木耳、青菜秧、芹菜、苋菜、香菜等的含钙量都比较丰富。

家长要注意影响钙吸收的两个主要方面：食物因素和维生素D。影响钙吸收的食物因素有酒精、咖啡因、草酸、植酸等。钙主动吸收需要维生素D，维生素D缺乏或不足时，钙主动吸收就会下降，间接造成钙缺乏。

科学的烹调方法也可以增加人体对钙的吸收，比如在红烧排骨或炖排骨时放点醋，能使骨头中的钙充分地溶解到汤中，从而利于人体吸收。

核桃芝麻羹

食材：核桃仁、黑芝麻各500克，牛奶或豆浆1杯，蜂蜜一匙。

做法：核桃仁去其衣，放入锅中，用文火炒，待炒成微黄色后取出，冷却并捣烂成泥。黑芝麻去除泥沙，洗净，沥干水分，放入锅中，用文火炒，炒干后取出研细。取核桃仁泥和黑芝麻粉各两匙，冲入煮沸的牛奶或豆浆中，再加入适量的蜂蜜，搅拌均匀即可。

丝瓜虾皮猪肝汤

食材：丝瓜250克，虾皮30克，猪肝50克，葱花、姜丝、食油各适量。

做法：将丝瓜去皮，洗净，切成滚刀块；猪肝洗净切片；虾皮用水浸泡。起油锅，放入姜丝、葱花炒香，再放入猪肝，略炒，放入虾皮和适量清水，烧沸后放入丝瓜，再煮3～5分钟即成。

温馨小提示

家长不必刻意为孩子补钙，通过合理的膳食和营养搭配就能满足孩子生长发育对钙的需求。即使需要补钙，也应在医生的指导下进行。对于不明显的缺钙，可以通过豆制品、奶制品和鱼肉等食物来补充。

吃富含维生素的食物，保护眼睛健康发育

维生素是维持身体健康所必需的一类有机化合物。这类物质对眼睛的健康发育起着重要的作用。

现在，越来越多的孩子戴上了眼镜。视力问题已经成为一个普遍的现象。影响孩子视力的因素有很多，而缺乏维生素就是其中之一。下面就给大家介绍下对眼睛有好处的富含维生素的食物。

1. 维生素A

维生素A在维持正常视觉、眼球细胞组织生长及泪液分泌上扮演

着重要的角色。此外，维生素A还可以调节上皮组织细胞的生长，维持上皮组织的正常形态与功能。如果人体内缺乏维生素A，眼睛就容易干涩、疲劳、充血，同时，眼睛适应黑暗环境的能力也会减退，严重时还会患夜盲症、干眼病、角膜炎等问题。

家长应让孩子多吃一些富含维生素A的食物，比如各种动物的肝脏、鱼肝油、蛋黄、苹果、杭果、胡萝卜、西兰花、菠菜等。

2. B族维生素

B族维生素能够使视神经保持健康和活力，同时它也有保护角膜的作用。如果人体内缺乏B族维生素，就容易发生神经病变、神经炎，易导致眼睛畏光、视力模糊、流泪等。

维生素B_1是参与并维持神经（包括视神经）细胞功能和代谢的重要维生素之一。它有避免眼球震动、视觉迟缓的作用。富含维生素B_1的主要食物主要有小麦、粗粮、鱼和肉等。

维生素B_2是保证眼角膜、视网膜正常代谢的维生素之一，如果缺乏维生素B_2，则容易出现畏光、结膜充血。富含维生素B_2的食物主要有瘦肉、动物肝脏、蛋黄、糙米及绿叶蔬菜等。

富含维生素B_6的食物主要有瘦肉、果仁、糙米、绿叶蔬菜、香蕉等。维生素B_6有助于把氧气输送到眼部。

3. 维生素C

维生素C是一种抗氧化营养素，它是通过摄取有机性的自由基或将受激态的氧分子去活化两种方式，来防止对人体组织的伤害。维生素C是组成眼球晶状体的成分之一，眼中维生素C的含量比血液中的高出数倍，并随年龄的增长而下降，导致晶状体营养不良。因此，要让孩子多吃富含维生素C的食物，如橙子、猕猴桃、西红柿、绿色蔬菜等。

知识加油站

猪肝羹

食材：猪肝100克，鸡蛋2个，豆豉、葱白、食盐、味精各适量。

做法：先把猪肝洗净，切成片；在锅中加入适量的水，小火煮至肝熟，加入豆豉、葱白，再打入鸡蛋，加入食盐、味精等调味。

枸杞桂圆汤

食材：桂圆和枸杞各一把。

做法：把剥壳的桂圆和枸杞放入锅中，加水煮开；饭后喝，效果最佳，喝的时候把桂圆肉吃下，把核吐掉。

　　功效： 枸杞对肝肾具有良好的保健作用，它不仅能够滋补肝血，还是一种天然的食物。现代医学研究发现，枸杞含有丰富的维生素和矿元素，有助于保护孩子的视力；桂圆是传统的补气血的食材，与枸杞一样属于药食同源的天然食物。

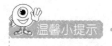
温馨小提示

　　维生素A的吸收离不开锌元素。缺锌会影响维生素A的运转，影响视网膜视紫质的合成，从而导致暗适应能力的下降。因此，家长在给孩子补充维生素A的同时，也要让孩子多吃一些富含锌的食物。

吃富含蛋白质的食物，补充眼球中的重要成分

蛋白质是组成人体一切细胞、组织的重要成分。机体所有重要的组成部分都需要有蛋白质的参与。一般来说，蛋白质约占人体全部质量的18%，最重要的还是其与生命现象有关。

好视力讲堂

　　蛋白质是构成眼球的重要成分。视网膜上的视紫质是由蛋白质合成的，人体缺乏蛋白质时，除肌肉松软、发育不良，易于感染、水肿、贫血外，还会出现视力障碍。另外，蛋白质是组成细胞的主要成分，眼部组织的修补、代谢，都需要补充蛋白质。

　　孩子在成长发育的关键期，其各个器官的发育需要补充比成人

更多的蛋白质，因此，家长要给孩子摄入一些富含蛋白质的食物。通常，3~6岁的孩子每天蛋白质的摄入量为每千克体重1~1.5克。

下面就给大家介绍一下富含蛋白质的食物。

富含动物性蛋白质的食物主要有以下几种：

（1）鸡蛋。鸡蛋是蛋白质的绝佳来源，与粥、面包等食物相比，鸡蛋中蛋白质的氨基酸构成更丰富，其与人体需要的氨基酸基本相似，生物学价值也是所有食物中的佼佼者。此外，鸡蛋中蛋白质的吸收利用率比粥、面包等食物高。

（2）牛奶。每100克牛奶中蛋白质含量为3.0%~3.5%，是婴幼儿蛋白质的最佳来源。

（3）动物肌肉。动物肌肉包括禽、畜和鱼的肌肉中富含蛋白质，每100克新鲜肌肉中蛋白质含量为15%~22%，肌肉蛋白质的营养价值优于植物蛋白质，是人体蛋白质的重要来源。

富含植物性蛋白质的食物主要有以下几种：

（1）黄豆。黄豆为"豆中之王"，每100克黄豆中蛋白含量为40%左右，在量和质上均可与动物蛋白相媲美，所以黄豆有"植物肉"及"绿色乳牛"之誉。黄豆蛋白质中所含的必需氨基酸较全，尤其富含赖氨酸，正好补充谷类赖氨酸不足的缺陷。

（2）黑豆。黑豆和黄豆在蛋白质含量上是旗鼓相当的，其蛋白质含量高达36%，是牛肉、鸡肉、猪肉的2倍左右，是牛奶的12倍。

那么，为了让孩子的眼睛得到充分的营养，家长该如何有效提高蛋白质的营养价值呢？具体方法可参照以下几点：

（1）每天食用的蛋白质应三分之一来源于动物性蛋白质，三分之二来源于植物性蛋白质。

（2）每餐食物应有一定质和量的蛋白质，因为人体没有为蛋白质设立"储存仓库"，如果一次食用过量的富含蛋白质的食物，就容易造成浪费。

（3）食用蛋白质要以足够的热量提供为前提。若热量提供不够，肌体将消耗食物中的蛋白质以其作为能源，从而使眼球吸收的蛋白质相对减少。

知识加油站

必需氨基酸和非必需氨基酸

人体对蛋白质的需要实际是对氨基酸的需要。因为食物中的蛋白质必须经过胃肠道消化，分解成氨基酸才能被人体吸收和利用。吸收后的氨基酸只有在数量和种类上都能满足人体的需要，人体才能吸收它们自身合成的蛋白质。营养学将氨基酸分为必需氨基酸和非必需氨基酸两大类。

（1）必需氨基酸，是指人体自身不能合成或合成的速度不能满足人体需要，必须从食物中摄取的氨基酸。对孩子来说，必需氨基酸有9种，包括赖氨酸、蛋氨酸、亮氨酸、异亮氨酸、苏氨酸、缬氨酸、色氨酸、苯丙氨酸、氨酸。

（2）非必需氨基酸，并不是说人体不需要这些氨基酸，而是说人体可以自身合成或由其他氨基酸转化而得到，不一定非从食物中直接摄取。

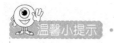温馨小提示

　　家长要注意，有的孩子对蛋白质食物过敏，会出现皮肤红肿、经常性腹泻、消化不良、头痛、咽喉疼痛、哮喘等过敏症状。这时，家长应带孩子去医院做检查，明确过敏源，以避免由于过敏而产生的疾病危险。同时，应遵循医生的话，在其他食物或营养方面提供孩子眼睛所需要的蛋白质。

高糖食物：孩子好视力的"大敌"

甜食的含糖量很高，对孩子有着绝对的吸引力。若家长放纵孩子吃甜食，那么他的视力就会受到损伤。

好视力讲堂

一些家长会产生疑问：吃甜食与视力有什么关系呢？甜食，也就是高糖食物，是孩子好视力的"大敌"。吃过多的高糖食物会给孩子的身体健康，甚至是视力带来很多坏处。

高糖食物对孩子视力的坏处，具体表现在以下几个方面：

1. 影响眼球壁的坚韧性

孩子吃过多的高糖食物，就会使体内产生大量的酸，酸与体内的钙盐中和，在血液中还原，会造成血钙减少，从而使眼球壁的坚韧性减弱，致使眼轴增长，同时还会造成角膜睫状肌发生退行性病变，使眼球壁弹力减退而发展成为近视眼。

2. 改变房水、晶状体的渗透压

孩子吃过多的高糖食物，会导致血糖上升，血浆渗透压上升，房水和晶状体的渗透压也随之升高，容易引起晶状体变凸，从而成为近视眼。

3. 消耗大量的维生素B_1

糖在人体中消化吸收时，需要消耗大量的维生素B_1。如果孩子吃过多的高糖食物，就很容易造成维生素B_1的缺乏，影响孩子视神经系统的发育。

世界卫生组织最新指南中建议：成年人和儿童应将每天的游离糖摄入量降至总能量摄入的5%以下，或者每天大约25克（6茶匙）会有更多健康益处。

因此，在日常膳食中，家长应控制孩子吃过多的高糖食物，把握好孩子好视力培养的关键期。下面是几种含糖量较高的加工食品，家长应让孩子少食用或不食用。

1. 糖果类

糖果类大致可以分为：

（1）水果糖。比如话梅糖、各种果汁糖之类的，通常都是硬糖。这种糖果中的含糖量都在90%以上，有的甚至达到98%。

（2）软糖。比如高粱饴之类的饴糖、牛皮糖、果汁软糖之类的。软糖中的含糖量能达到85%以上。

（3）酥糖。酥糖一般用花生、芝麻之类做糖心，所以它的脂肪含量可达到10%以上，而含糖量在75%以上。

（4）巧克力糖。它的脂肪含量通常可达40%以上，含糖量在50%以上，并含有4%左右的蛋白质。

2. 酸奶

酸奶是健康的饮品，含有许多天然寡糖、益生菌，对孩子的肠胃保健有良好的作用。但家长应注意的是，当酸奶标榜它是低脂的时候，通常就会增加糖量来补偿甜味和口感。

3. 番茄酱

一小匙番茄酱的含糖量大概有4克，很多孩子在吃薯条时都喜欢蘸着番茄酱吃，可想而知，吃进去的糖量有多少。

4. 葡萄干

经过脱水加工处理过的葡萄干，虽然大部分还是葡萄中天然的糖分，但一些工厂会因为脱水的果干过涩而加入额外的糖，以增加口感。

5. 山楂片

山楂本身的有机酸含量丰富，口感较酸，加工中加入了大量的糖，口感才能酸甜适宜。有的山楂片中的糖含量高达70%～80%。

6. 饼干、糕点

通常，大部分饼干的含糖量在15%~20%。整体而言，韧性饼干和发酵饼干含糖量低于曲奇饼干、夹心饼干和威化饼干，脂肪含量没明显差异。

知识加油站

酸碱平衡"食"之道

人体内各种体液必须具有适宜的酸碱度，这是维持正常生理活动的重要条件之一。如果我们摄入的酸性食物多于碱性食物，就容易变成酸性体质，使眼睛的角膜、睫状肌等随之产生轻微的变化，增加患近视眼的概率。

当然，酸性食物或碱性食物并不是根据食物的味道来判断的，而是由其在人体内代谢产物的酸碱性决定的。酸性食物有甜食、肉、蛋、鱼、动物脂肪、植物油、米饭、面食等；碱性食物有蔬菜、茶叶、橘子、葡萄、豆制品、牛奶、马铃薯等。

如果孩子长期吃过多的甜食，他的体质就有可能呈弱酸性，对孩子的正常发育和成长会有不良的影响。所以，家长要注意帮孩子选择酸碱度平衡的食物，酸性、碱性食物都要吃，不能让孩子养成挑食的不良习惯。

温馨小提示

很多家长做菜时喜欢用糖调味，一份红烧排骨、红烧鱼、鱼香肉丝加糖25~30克，红烧肉要加40~50克，最高的是糖醋排骨和糖醋里脊，每份要加入75克左右的糖。这些菜虽然好吃诱人，但对孩子的视力是有一定害处的。

烧烤油炸食物：孩子坏视力的"催化剂"

很多人都喜欢吃烧烤、油炸类的食物，殊不知经常吃烧烤、油炸类的食物会给孩子的眼睛带来很大的伤害。

好视力讲堂

　　烧烤、油炸类食物，如烤羊肉串、炸油条、炸鱼串、煎饼等，深受很多孩子的喜爱。然而，这些食物会影响孩子的视力，增加孩子近视发生的概率。首先人食用过多的烧烤、油炸类食物后，体内会聚积大量的蛋白质，而人体为了转化这些蛋白质需要大量水分，水分被人体大量吸收后，眼睛吸收的水分会相对减少，从而导致眼部水分不足，视神经微血管中的血液会较浓，这就会影响眼睛对营养的正常吸收，从而导致眼睛的疲劳。

其次，好视力与锌、铬、铁、钙等主要微量元素有着非常密切的关系。过度食用烧烤、油炸类食物，也会影响眼睛对这些微量元素的吸收，容易导致眼球壁弹性松弛，促使近视眼的发生和发展。

美国某权威眼科的研究结果显示，摄入烧煮、熏烤太过的蛋白质类食物，如烤羊肉串、炸鱼串等，将严重地影响青少年的视力，导致眼睛近视。

另外，过多地使用烧烤油炸食物还会致癌，因为大部分烧烤油炸食物，尤其是炸薯条中含有高浓度的丙烯酰胺，俗称丙毒，是一种致癌物质。

因此，家长应尽量让孩子少吃烧烤油炸的食物，如果要食用也应注意以下几个方面。

（1）烧烤时，最好少用明火，多用焖烤。因为在明火烧烤的过程中，肉里的油脂滴在火上，会产生一种叫"苯并芘"的致癌物。而焖烤不仅不会产生致癌物，而且能更多地保留食物中的营养。

（2）不要吃烤焦的部分。很多人会觉得烤焦的食物更加香脆好吃，其实烤焦的食物会产生苯并芘致癌物。因此，切记烧烤时一定要把握好度，不要烤焦。

（3）烧烤时加点柠檬汁抗氧化，这主要来源于它所富含的维生素C和黄酮类物质，可以使人体的防卫能力增强。

（4）吃烧烤油炸食物时要搭配新鲜果蔬一起吃。新鲜果蔬中含有大量叶绿素和抗氧化物质，它们可以抑制油炸食物中致癌物的突变，并且吸附致癌物，并降低致癌物的活性。

（5）油炸时首先应选用稳定性高的油。在油炸过程中注意控制油温，因为油温越高，产生的有毒物质就会越多。油炸温度应控制在200℃以下，且避免连续高温油炸。

知识加油站

烧烤的烟雾有害孩子的眼睛

烧烤的烟雾危害是非常大的，这是人们常忽视的问题。在烧烤的过程中，很多的食物上都会放油，而且经过烧烤后会产生大量的油烟，这些油烟中含有很多的有毒物质。烧烤烟雾的环境，容易对孩子的眼睛造成刺激，甚至导致其呼吸困难，产生支气管炎等疾病。长期吸入烧烤烟雾，患上肺病的概率也是很大的。因此，烧烤烟雾的危害性丝毫不低于人们平时所吸入的二手烟。

如果计划在外面烧烤的话，要尽量给孩子戴上儿童防烟雾护目镜，遮盖好孩子的皮肤，避免暴露。烧烤后，尽快换掉烟熏的衣服，以便降低癌症的患病风险。

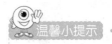

温馨小提示

　　家长除了让孩子少吃烧烤油炸的食物，还应少吃深加工过的食物。因为这些食物在加工的过程中，其中的维生素被破坏了。这对孩子的视力发展是有坏处的。

第四章

小小游戏，在欢乐中提升孩子的视力

　　人的器官有自我修复的功能，也就是说视力可以通过自身的锻炼来提高，这是自然疗法的核心，而眼睛游戏是自然疗法为儿童设计的重要方法之一。通过孩子喜欢的游戏，调动起身体各系统的活力，放松眼肌，改善情绪，使孩子的视力在不知不觉中得到提升。

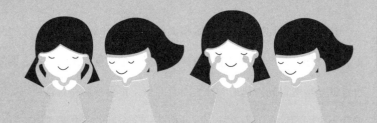

摇摆游戏：眼睛扫视运动，使视觉更清晰

眼球的扫视现象，是出现在整个机体生命活动中的。身体的摇摆动作，会使大脑和全身得到放松，有益于眼睛的扫视运动，使视觉更清晰。

出生半个月的孩子的身体和大脑就已经开始接收外部的信号了。有时候，孩子平躺在床上就焦躁爱哭，把他抱起来走一走、四处看看就立马变得高兴起来。几乎所有的孩子都喜欢躺在爸爸或妈妈的臂弯上来回摆动，因为这样可以让他从一个全新的视角来观察你和你周围的物体。

益眼小游戏

游戏准备：

· 游戏名称：摇摆游戏

· 适用年龄段：1~2个月

· 材料准备：无

游戏目的：

（1）使孩子的眼睛扫视四周，刺激视觉发展。

（2）发展孩子的感知能力和平衡感。

（3）提高孩子的探索欲望。

（4）有助于孩子与爸爸或妈妈建立依恋关系。

游戏步骤：

（1）妈妈抱起孩子，让孩子躺在自己的臂弯里，并做半圆形的来回摇摆动作，孩子的眼睛可以自由转动，头部不断地前后左右移动，追寻周围的物体。

妈妈还可以哼唱歌谣："小宝宝，坐小船，左摇摇，右摇摇，晃晃悠悠真好玩。"这会使孩子很快安静下来，同时也能促进其眼球的运动。

（2）妈妈观察孩子的反应，以确定摇摆的幅度和频率。

（3）轮换左右臂抱孩子，使孩子的两只眼睛都能得到视觉刺激。

眼球的扫视运动

来自外界的信息，有80%~90%是通过人的眼睛获得的。为了获得这些信息，眼球必须持续不断地运动，这就是眼球运动。眼球运动作为神经眼科学的一个重要组成部分，具有一系列的特殊功能：能把有兴趣的视标固定在视网膜上的敏感部位——中心凹上，并且能够维持两眼的相互协同运动，协调头部及身体的运动和位置。

其中的扫视运动，也叫飞跃运动、跳跃运动或冲动型眼动，是一种速度很快的跳跃式眼动。它能够引导眼球注视于视野中有明显意义的特征事物，是一种最常见的眼球运动。它包括再固视运动、前庭性眼震的快相、视动性眼震的快相等。正常的眼睛能不断地进行扫视运动，它有助于保持眼球的活力，看清世界。但如果眼球不停地做大幅的摆动，就成了"眼球震动"，视力也是不清楚的。

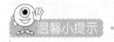
温馨小提示

要注意孩子吃奶半小时内不要玩摇摆游戏，否则容易诱发孩子剧烈吐奶。

追踪游戏：训练孩子的追视能力

追视能力是孩子看到物品后，目光能够随着物品的移动而移动。追视能力在学龄前孩子的认知发展中是非常重要的认知和学习能力。

孩子出生一段时间后，眼睛才会慢慢地睁开，他的小眼睛会不断地四处乱看，喜欢追视眼前的物品。爸爸妈妈们可以利用下面的小游戏来训练孩子追视物体的能力。

益眼小游戏

游戏准备：

·游戏名称：追踪游戏

·适用年龄段：1~5个月

·材料准备：颜色鲜艳的玩具，可以是气球，也可以是毛绒娃娃。

游戏目的：

（1）训练孩子视线的灵活性，使孩子的视线能够追随物体的移动而移动。

（2）训练孩子的视觉集中力。

（3）锻炼孩子的颈部活动。

（4）提高孩子对事物的辨识能力。

（5）激发孩子对外界的探索欲望。

游戏步骤：

（1）在孩子刚睡醒或精神状态好的情况下，让孩子舒服地躺在小床里，在距孩子眼睛20～25厘米处，妈妈拿着红色毛的绒娃娃慢慢抖动，使毛绒娃娃进入孩子的视线，然后慢慢左右移动，使孩子的视线能追视眼前移动的玩具。

（2）妈妈可以把玩具由远及近或由近及远地拿给孩子看，仔细观察孩子的目光怎样跟随玩具移动、摇晃或转动。

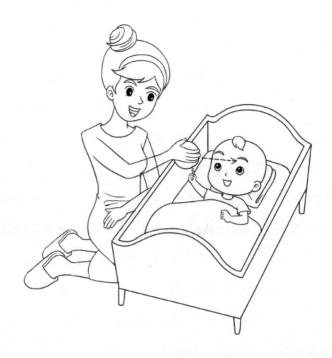

（3）和孩子面对面，待孩子看清你的脸后，边呼喊孩子的名字，边把脸一会儿移向左，一会儿移向右，宝宝会用眼睛追随着妈妈脸的方向。他一会儿左右转脸追视，一会儿仰起脸向上方追视，甚至还做环形追视，这不仅训练了孩子的视力，还有助于孩子的颈部活动。

（4）追视游戏一天可反复做3～4次，每次时间不宜过长，保持在3～5分钟为佳。物品必须拿稳，不要掉下来砸到孩子，而且移动物品的速度不能过快，否则有可能会引起孩子的视觉疲劳。

眼球的追踪运动

追踪运动是一种慢速的眼动，因注视对象运动的刺激而产生。当观察对象静止时，眼球不会产生追踪运动，比如读书或看静止的画面时，都是由扫视运动完成的。

如果孩子的追视能力比较差，那么，他就不能够持续地转动眼球去追视某一个运动的物体，比如将来进入学校，老师讲课的时候在讲台上来回走动，可他不能及时追视到老师的位置，观察老师的举止，这样会影响到听课的效果。因此，家长要在孩子很小的时候就开始训练孩子的追视能力，多让他做一些追视物体的游戏。

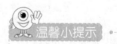

温馨小提示

在和孩子玩追踪游戏时，如果孩子的眼睛跟不上目标物，移动的速度就要放慢，摆晃的幅度也要相应减小。

有趣的黑白卡：刺激孩子的视觉神经

0～3个月孩子的视力范围非常有限，而且在颜色上，只能够清楚地辨别黑白。直到3个月后，孩子才能对彩色产生辨别能力。所以，0~3个月这个阶段是让孩子学习黑白卡的最佳时间。

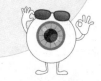

孩子刚出生时，看到的是一个模糊的黑白世界，这时他双眼的运动还不协调，不能对焦，只能看出物品的轮廓，但能够感受到光线的明暗。

3个月大时，虽然孩子已经具有了三色视觉，但这个时候他们最感兴趣的还是对比强烈的黑白色，尤其是黑白相间的图案。因此，父母可以适当地与孩子玩玩黑白卡游戏。

游戏准备：

· 游戏名称：有趣的黑白卡

· 适用年龄段：0~6个月

· 材料准备：黑、白卡若干

游戏目的：

（1）以强烈的黑白对比吸引孩子的注意力，让孩子辨识其色彩及轮廓。

（2）训练孩子的视觉集中力。

（3）锻炼孩子的双眼聚焦能力。

（4）促进视觉辨别力的发展。

游戏步骤：

（1）妈妈可以自己做黑白卡，和宝宝一起做这个游戏。首先从网上收集各种图案，做成60张卡，两面打印，共120张图。其中一面为60张的白卡黑图，另一面为60张的黑卡白图。

（2）妈妈手里拿着黑白卡纸，放在距离宝宝20～30厘米的位置展示给他看，每张卡片停留3～5秒，同时用温和而响亮的声音，告诉宝宝卡片上的图案，比如说猫、黑猫、白猫，然后接着看下一张。

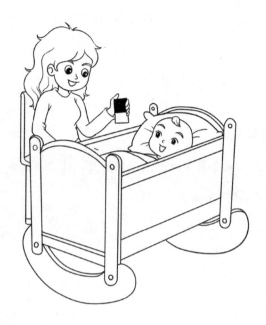

视动性眼球震颤法

　　视动性眼球震颤测验是为了测查新生儿的视觉敏感度而采用的一种方法。这种方法能够提供婴儿视功能的定量和定性信息，而且检查也不难。具体做法是，把一个有条纹的黑白图案置于婴儿头上转动，如果婴儿能够辨别条纹的模式，他就会做出一定的反应，所采用的各图案，条纹间隔的宽度是不一样的。

　　视动性眼球震颤法是基于这样的事实：眼睛自发地追视一个移

动的物体，当这个物体离开视线后，眼球迅速返回注视点，再开始追视另外一个目标。这种大脑皮质下的生理功能，我们叫作视动性眼球震颤，婴儿出生大约5天就已经存在了。

 温馨小提示

　　妈妈在展示图卡时光线必须充足，注意光线须在卡片上，一定不要直射宝宝的眼睛。

身体真有趣：锻炼孩子的手眼协调能力

手眼协调是指人在视觉配合下手的精细动作的协调性。在人所特有的感觉器官中，眼睛被喻为心灵的窗户，手则是为人类赖以生存的最主要的身体部分之一，手眼协调能力的发展具有重要的意义。

一般来说，孩子出生3~4个月后才能看到自己的手和辨认眼前的目标，5~7个月才能用手去拿他想要的东西。无疑，尽早地开发孩子的手眼协调能力，对孩子的视觉发育有着重要的作用。

游戏准备：

·游戏名称：身体真有趣

·适用年龄段：5个月以上

游戏目的：

（1）训练孩子的手眼协调能力。

（2）训练孩子的观察力、听力。

（3）锻炼孩子的反应能力。

（4）促进孩子大脑的发育。

（5）让孩子了解自己的身体。

游戏步骤：

（1）妈妈和孩子面对面坐在一起，妈妈轻轻触摸孩子的鼻子，告诉他"这是你的小鼻子、小鼻子、小鼻子"。重复说几次，逗孩子开心。

（2）妈妈问孩子："宝贝，妈妈的鼻子在哪儿？"然后，妈妈抓着孩子的小手放在自己的鼻子上，说："在这儿呢。"

（3）妈妈还可以和孩子一起做"眼睛在哪儿""嘴巴在哪儿""耳朵在哪儿""脚丫在哪儿"的游戏。

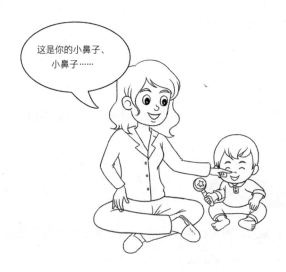

这是你的小鼻子、小鼻子……

知识加油站

眼球的运动

提高孩子手眼协调能力的游戏，能够锻炼孩子眼外肌的协调性。眼肌包括运动眼球和眼睑的肌肉。眼球外肌包括六条运动眼球的肌和一条提上睑的肌，都是骨骼肌，统称为视器的运动装置。正常眼球的活动，是数条肌肉协同作用的结果。如瞳孔向上时，是由两眼的上直肌和下斜肌共同收缩完成的。当某一运动眼球的肌肉瘫痪时，则出现眼球斜视。

家长还可以让孩子尝试转眼球的方法，使眼球运动起来，锻炼眼外肌的协调性，提高睫状肌的调节功能，增强晶体弹性，开发周边视野，使眼球灵活自如，炯炯有神。

具体做法：眼球先顺时针转动10圈，再逆时针转动10圈，可以让孩子多做几次。转动时，眼睛要努力看向视野的边界。转完之后，闭上眼睛休息一会儿。这样可以锻炼眼球外围的肌肉群，增强眼球的灵活度。

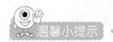
温馨小提示

值得注意的是，游戏之前，一定要给孩子的小手做一次彻底清洁，避免指甲过长，以免划伤皮肤。

灯光游戏：训练孩子眼睛对光的敏感度

视觉包括光觉、色觉和形觉，光觉是色觉和形觉的基础。感光细胞是视觉器官中唯一可接受光并对光敏感的部位。在生理学上，视敏度指在强光下能清晰辨别物体形态结构的能力的限度；光敏感度指在弱光下，眼睛能看到物体能力的限度。

　　几乎所有的孩子都对灯光感兴趣，家长可以和孩子玩灯光游戏，让孩子在明视觉和暗视觉之间相互转换，训练孩子的眼睛对光的敏感度。

游戏准备：

·游戏名称：灯光游戏

·适用年龄段：5周岁以内

·材料准备：手电筒、一条丝巾

游戏目的：

（1）训练孩子的眼睛对光的敏感度。

（2）让孩子认识光和影。

（3）激发孩子的想象力和创造力。

游戏步骤：

（1）如果您选的游戏时间是白天，首先要拉上窗帘，使整个屋子都暗下来。

（2）拿出手电筒，为了不刺激孩子的眼睛，妈妈可以用丝巾遮住手电筒，但注意尽量不要直射孩子的眼睛。

（3）妈妈对孩子说："宝贝，妈妈要打开手电筒喽。"打开后，妈妈拿着手电筒在屋顶上来回移动，孩子的眼睛也会跟随着光移动。这时，妈妈还可以变换几种手影游戏，发挥一下孩子的想象力，让孩子说出是什么图形。

（4）将手电筒关掉，然后再打开，这样交错地开和关。

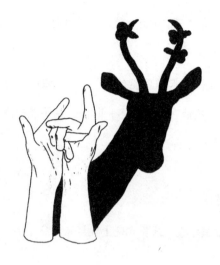

暗适应

人眼的视网膜具有两种不同的感光细胞：视杆细胞和视锥细胞。视杆细胞与暗视觉相关，视锥细胞与明视觉相关。其中，视杆细胞能感受弱光刺激，不能分辨颜色。

当我们从光亮处走入黑暗处时，我们的眼睛一下子就什么也看不见了，需要慢慢地适应，才能逐渐看清暗处的东西，这一适应过程约30分钟，其间视网膜的敏感度逐渐增高的适应过程，就是暗适应。暗适应是视杆细胞的感光功能的反映。

据眼科专家研究，在暗处5分钟内就可以生成60%的视紫红质，约30分钟即可全部生成。因此，在暗处待的时间越长，眼睛对弱光的敏感度就越高。

但有的人视杆细胞的功能有障碍，在黑暗的地方，视杆细胞不能正常工作，无论他在暗处待多长时间，都不能提高对弱光的敏感度，这种现象称为夜盲。

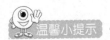 温馨小提示

妈妈和孩子也可选择在晚上玩灯光游戏。

彩虹游戏：提升孩子视细胞的辨色力

色觉是人眼视觉的重要组成部分，色彩的感受与反应是一个充满无穷奥秘的复杂系统，辨色过程中任何环节出了问题，人眼辨别颜色的能力都会出现障碍，人们称之为色觉障碍，即色盲或色弱。

人眼视网膜上的视锥细胞，主管明光下的视力和色觉，它能够分辨各种颜色的波长，使我们认识万紫千红的世界。

益眼小游戏

游戏准备：

·游戏名称：彩虹游戏

·适用年龄段：5周岁以内

·材料准备：喷雾器、水等

游戏目的：

（1）提升孩子视细胞的辨色能力。

（2）训练孩子认识不同的颜色。

（3）检查孩子的色觉是否正常。

（4）让孩子感受太阳光的七种色彩。

游戏步骤：

（1）选一个阳光明媚的天气，妈妈问孩子："宝贝，你知道太阳光有几种颜色吗？"这时，孩子的好奇心被勾起，心里可能会想："太阳光还有颜色吗？"

妈妈接着说："想知道答案，那我们就先来做一个彩虹游戏吧。"

（2）让孩子在喷雾器中装满水，背对阳光，然后高举喷雾器向空中喷雾。

（3）在太阳光的照射下，一条"七色彩虹"出现了。妈妈问孩子："宝贝，你看到太阳光的颜色了吗？都是什么颜色呢？"可以多做几次这个游戏，以便孩子更清楚地记住太阳光的颜色。如果孩子说不出来颜色的名称，妈妈要考虑孩子是不认识颜色还是色觉不正常。

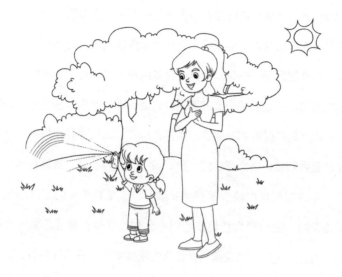

知识加油站

视锥细胞与色觉的形成

视锥细胞能够感受强光的刺激，分辨颜色。三原色学说认为，视网膜有三种不同类型的视锥细胞，包括含感红色素的视锥细胞、含感绿色素的视锥细胞和含感蓝色素的视锥细胞。视锥细胞与单个双极细胞、单个神经节细胞一对一地联系，并把不同颜色引起的电位变化进行初步综合、编码，再通过视神经传入大脑皮层视觉中枢，最终形成色觉。

当含感红色素的视锥细胞兴奋时，其他两种视锥细胞相对处于抑制状态，产生红色感觉；当含感绿色素的视锥细胞兴奋时，其他两种视锥细胞相对处于抑制状态，产生绿色感觉；当含感红、绿两种色素的视锥细胞都兴奋时，含感蓝色素的视锥细胞处于抑制状态，产生黄色感觉；如果三种视锥细胞同时兴奋，则会产生白色感觉；如果三种视锥细胞同时抑制，则会产生黑色感觉；如果三种视锥细胞不同程度地受到刺激，则会产生红、橙、黄、绿、青、蓝、紫等色感。

如果视网膜中缺少某种感光细胞，或某种感光的视锥细胞功能不止常时，就会产生色盲或色弱。比如，缺少含感红色素的视锥细胞，就患红色盲；缺少含感绿色素的视锥细胞，就患绿色盲；缺少含感蓝色素的视锥细胞，就患蓝色盲。

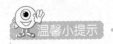 温馨小提示

妈妈还可以让孩子对着阳光吹泡泡，尽量把泡泡吹得大大的，让孩子观察泡泡，在阳光下泡泡也变成彩色的了。

阳光浴眼游戏：用光照激活视神经中的细胞

眼睛是适应太阳的特性而进化的光觉器官。眼睛是追随光明的，只有在光线的刺激下，才能发挥看东西的功能。眼睛需要阳光，因为视神经细胞需要光的照射才能发育。

让孩子适当地接受阳光的照射，既可以提高孩子的身体免疫力，还可以放松孩子的眼部肌肉，激活其视神经中的小细胞。

益眼小游戏

游戏准备：

·游戏名称：阳光浴眼游戏

·适用年龄段：1周岁以上

游戏目的：

（1）激活孩子视神经中的小细胞。

（2）放松孩子的眼部肌肉。

（3）提高孩子的身体免疫力。

游戏步骤：

（1）选择阳光好的天气，妈妈和孩子可在伞下、树下或屋檐下，利用太阳的散射光做阳光浴眼游戏。注意时间不能选在中午。

（2）让孩子面对太阳，舒服地坐着或者躺着，尽量让孩子的身体皮肤暴露在阳光下。每次不要超过10分钟，每天可1~3次。

（3）让孩子闭上眼睛慢慢移动头部，这样光线就可以均匀地照射到每个视网膜的细胞上。最简单的方法是左右摇头，角度保持90度或者稍微大一点，用7~10秒的时间完成一次转头。

知识加油站

畏光

畏光是眼病的一种症状。畏光的人眼睛经受不住光线的刺激，还常伴有眼睑痉挛流泪，结膜炎时大都有不同程度的畏光流泪。多见于角膜异物、角膜炎及角膜外伤，虹膜炎、结膜炎引起的畏光，扩瞳也会引起畏光。畏光几乎都是后天患病，原因在于大多数人的大部分时间都在屋里待着。如果婴幼儿出现畏光，家长要警惕孩子是否有先天性青光眼。本小节的阳光浴眼游戏可以减轻畏光，通过这个游戏，视网膜会渐渐习惯越来越强的光照。

在饮食上畏光的人宜吃柠檬、白菜、番茄、圆白菜、鸡肝等保护视力、抗菌消炎的食物。

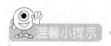
温馨小提示

玩浴眼游戏时，注意照射的时间不能选在中午，可以选在上午10点以前、下午5点以后。当孩子感到不适或者不愉快时，要马上让孩子停止光照。

掌心捂眼游戏：开启右脑的想象之门

大脑摄取的信息大部分来自眼睛，眼睛是大脑的外延，能够促进大脑的良好发育，也能够使视力得到提高。

大脑与眼睛有着密切的联系。儿童时期的想象力是最丰富、最活跃的，家长多和孩子做想象类的游戏，可以提高孩子的视觉灵敏度。

益眼小游戏

游戏准备：

·游戏名称：掌心捂眼游戏

· 适用年龄段：3周岁以上

· 材料准备：几首轻松的音乐

游戏目的：

（1）促进孩子右脑的发展。

（2）提高孩子的视觉灵敏度。

（3）使孩子能够放松身心。

（4）培养孩子的创造力。

游戏步骤：

（1）在孩子精神状态好的情况下，妈妈和孩子一起做游戏。首先打开一首轻松的音乐，让孩子舒适地坐在沙发或地板上。

（2）让孩子闭上双眼，用手掌捂住眼睛。当外界光源的刺激被隔绝后，孩子的双眼处于漆黑中，身心能够放松下来，进而孩子的眼睛也会得到放松。

（3）孩子听着美妙的音乐，在脑海中"播放"着他想象的画面。妈妈要注意，在孩子进行想象的时候，一定不要打扰他。

知识加油站

睡前讲故事，促进大脑和视力发育

睡前讲故事有助于提高孩子的想象力、理解力和逻辑思维能力，对促进大脑的发育很有帮助。讲故事前，首先让孩子躺好，闭上双眼，使孩子大脑及全身处于非常放松的状态，然后家长就可以给孩子讲故事了。

　　家长要注意，要选择安静平和、优美的故事，而不是那种故事情节激烈，或带恐怖性质的故事，否则会影响孩子的睡眠质量；睡前讲故事的时间是有讲究的，最好控制在半小时内，时间不能太长；讲故事时的态度和语调，要让孩子感觉到家长和他一样完全融入了故事当中。

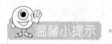
温馨小提示

　　双手捂眼的动作，也可以通过双手的热量，刺激孩子眼睛的血液循环，促进新陈代谢，帮助眼肌放松，立刻给眼睛带来能量。

第五章
改善儿童常见视力问题的辅助训练方法

　　视力对于孩子来说有着非常重要的作用，如果孩子的视力出现了问题，那么将会给他的生活带来诸多不便，所以家长一定要让孩子在日常生活中好好保护自己的视力。本章主要介绍了儿童常见的几种视力问题，并给出了一些辅助训练方法来改善孩子已有的视力问题。

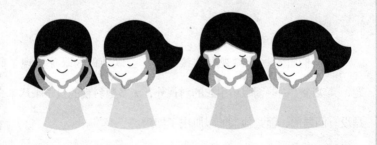

斜视：平衡两眼眼肌力量的训练

在现实生活中，我们不难发现，有些孩子的眼睛看起来不对称，我们称之为斜视。斜视不仅会使孩子的外貌看起来不美，还会使视觉功能受损。那么，斜视到底是怎么回事？如何训练才能使斜视得到改善呢？

好视力讲堂

当我们看见一个斜视眼的孩子时，会以为他的眼球出现了问题，其实除了一些因眼病引起的斜视外，大多数斜视的孩子眼球本身是没有问题的，而是他们的眼肌出了问题。

斜视，简单来说就是两只眼睛不能同时注视同一目标，医学上称眼外肌疾病。原因是负责指挥双眼的中枢神经失去了作用，从而使眼外肌的运动失去了平衡，当眼睛在注视物体时，一只或两只眼睛的视线发生明显偏斜。外观上可看见斜视眼某一侧有"眼白多"的现象出现，有这种现象的眼睛就叫斜视眼。斜视眼不能双眼单视，看东西不是一个像，而是两个像，属于眼位不正常的状态。

斜视可分共同性斜视和麻痹性斜视两大类。共同性斜视又分为共同性内斜视和共同性外斜视。

1. 共同性内斜视

共同性内斜视指两只眼睛相对注视，偏向鼻梁，俗称"斗鸡眼"或"对眼"。后天性内斜视分为调节性内斜视与非调节性内斜视，调节性内斜视常发生在2～3岁儿童身上，斜视的孩子通常会伴有中高度远视，或是异常的调节内聚力与调节比率。

2. 共同性外斜视

共同性外斜视是两只眼睛相背外斜。它可分为间歇性外斜视与恒定性外斜视。间歇性外斜视具有较好的融像能力，大多时间眼位可由融像能力维持在正常位置，只有偶尔在阳光下或疲劳走神时，才会表现出眼球外斜。间歇性外斜视如不注意纠正，就会很容易发展成恒定性外斜视。

3. 麻痹性斜视

麻痹性斜视是指由支配眼球运动的神经核、神经以及眼外肌本身麻痹所致的斜视。伴有眼球运动的障碍是其典型特点。

当孩子的眼睛出现斜视现象时，不仅会影响孩子的心理健康，还会影响孩子的视觉功能和全身骨骼的发育等。因此，家长要及时发现，及早治疗。

改善训练

下面给大家介绍几种有利于平衡双眼眼肌的训练，以给患有斜视的孩子提供一些改善帮助。

训练一：吸引眼位运动训练

具体做法：对于2岁以里的孩子，家长可以拿出一些颜色鲜艳或能发出声音的玩具，从孩子斜视眼的反方向，慢慢移到他眼前，拿开，再移到眼前……反复如此，既能训练眼肌，又能锻炼晶状体的调节功能。

对于大一点儿的孩子，可以和孩子进行玩球训练，比如乒乓球。家长尽量把球传到孩子斜视眼相反的方向，这时孩子要接球，眼睛就会跟着球的方向转动。

功效：可以增强眼肌的力量，把偏斜眼拉回到正位上来，才能保证两眼能同时注视同一目标，形成两个大同小异的图像，从而实现融合。

训练二：双眼外拉训练

具体做法：家长先让孩子选定5米以外两边各一个目标物，然后双眼用力看右边目标物1秒，再用力看左边目标物1秒，一定要保持眼动头不动。这样反复30次，每天3次左右。

功效：能够提高眼肌间的协调度和睫状肌的运动能力，扩大视野，增加感光感，促进眼周的血液循环。对于改善内斜视有很好的作用。

训练三：融合功能训练

具体做法：眼融合功能训练包括同视机训练、实体镜、立体镜、融合训练仪等各种训练仪。这种训练应在医生的指导下进行。需持续治疗数月，家长要每天督促孩子，以保证训练的效果。

功效：能够帮助孩子改善双眼单视能力和立体视觉能力。

知识加油站

斜视的常规检查

家长应简单了解斜视的常规检查方法，这有助于引导孩子积极地配合医生，得出正确的检查结果。斜视的常规检查法，主要有以下几个方面：

1. 屈光检查

儿童斜视一定要了解屈光状态，确认斜视与屈光的关系。

2. 双眼视功能的检查

双眼视功能又叫双眼单视，是双眼共同完成的功能。国内普遍使用同视机检查双眼视功能的三级情况。立体视功能的定量测定，用同视机立体定量画片或颜氏随机点立体图测定立体视锐度。

3. 眼位检查

眼位检查的目的是确定是哪一类斜视。最简单又实用的方法是角膜映光法和眼遮盖法，以判断斜视的性质和方向，如水平斜视、垂直斜视或旋转斜视等。这种方法还可以粗略地测出眼偏斜的角度数。

4. 眼球运动检查

判断眼外肌的功能，以确定每条眼肌的功能有无异常。检查时，医生会用手指引导孩子的双眼自原眼位向上、下、左、右、颞上方、颞下方、鼻上方、鼻下方运动，以检查眼球运动是否正常。

5. 确定麻痹肌的检查

检查眼球的运动功能、双眼分别注视、单眼各方向注视的斜视角度，用红镜片试验或Hess屏方法等检查可以帮助确定。

6. 隐斜的检查

隐斜是双眼仅有偏斜的趋向，但能被大脑控制正位，并保持双眼单视呈潜在性眼位偏斜的疾病。医生会用隐斜计做定量测定。

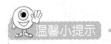

温馨小提示

很多家长有一种错误的观点，认为孩子小时候斜视根本无须担心，等孩子长大后自然就会变好。但是奇迹很少降临到那些孩子的身上，他们的眼睛依然处于斜视状态。因此，家长一旦发现孩子患有斜视，千万不要抱有侥幸心理，一定要及时带孩子去医院检查、治疗，否则会给孩子留下终生遗憾。

近视：调整眼轴，增强晶体调节的训练

不难发现，如今戴眼镜的孩子越来越多，他们大多是因为不好的用眼习惯导致视力下降的。那么，近视到底是怎么回事？如何训练才能使近视得到改善呢？

正常的眼睛不仅可以让我们看到各种美丽的风景，分辨各种光线的明暗，还具有调节的功能。因此，不管我们看近处的事物，还是看远处的景色，都能看得很清楚。

近视是眼在调节松弛状态下，平行光线经眼的屈光系统折射后焦点落在视网膜之前，所以呈现在视网膜上的就是一个不清晰的影像

了。解决的办法是通过凹透镜调节屈光状态。

按屈光系统出现的问题分，近视可分为曲率性近视、轴性近视和屈光指数性近视。曲率性近视，是由于角膜或晶体表面弯曲度过强所致。轴性近视，是由于眼球前后轴过度发展所致。屈光指数性近视，是由屈光媒质指数过高所致。

按屈光度分，近视可分为低度近视、中度近视和高度近视。低度近视的屈光度低于-3.00D（300度），一般眼底无病理性改变。中度近视的屈光度在-3.00D（300度）~-6.00D（600度）之间。高度近视的屈光度高于-6.00D（600度），常引起玻璃体和眼底的退行性病变，其中近视度高于-10.00D（1000度）、眼底病理性改变严重的，也称为超高度近视，这种近视情况多与遗传因素有关。

一些家长认为，孩子戴眼镜会加深近视。这种想法是错误的。经眼科确认的近视眼器质性病变的异常屈光状态，安全可靠的方法是配戴合适的眼镜以达到正常的视力。因此，家长应带孩子到正规医院进行检查，才不致贻误病情。但配镜时家长不要盲目追求1.2、1.5的矫正视力，度数合适、舒服就好。

改善训练

下面给大家介绍两种有利于调整眼轴、增强晶体调节的训练，以给患有近视的孩子提供一些帮助。

训练一：外斗训练

具体做法：（1）两只手的食指竖于眼睛前方，指尖与眼睛平行。然后右眼看右食指尖，左眼看左食指尖。（2）右手指向右移动，左手指向左移动，同时双眼分别用余光观察手指。（3）每天可多次练习，每次10下。

功效：外斗训练通过眼外肌和睫状肌的被迫运动，改变眼球的球休结构，以达到调整眼轴、改善近视的目的。

训练二：快速直线训练

具体做法：（1）将指尖放在两眼的正前方15厘米处作为准星。（2）然后在远处选一个5米以外的物体做靶心，将准星与靶心的两点连成一条直线。先看远处物体1秒，再看指尖1秒，这样反复练习。

功效：快速直线训练是一种练习眼球的远近运动，能增强睫状体和晶体的调节功能，对改善近视有很好的效果。

知识加油站

假性近视

假性近视是由于用眼过度致使睫状肌持续收缩痉挛，晶状体厚度增加，视物模糊不清。儿童眼睛的调节能力较强，如果长时间近距离地看东西，加上不注意眼部卫生，过度使用调节，常常会导致眼睛调节紧张与痉挛，看不清远处，表现为近视状态。

假性近视并不是真的近视，它和真性近视的区别是，真性近视的眼轴变长，并且不能恢复正常，假性近视的眼轴正常。但如果假性近视不及时缓解，最终会导致眼轴变长而成为真性近视。假性近视主要是由儿童长时间不科学用眼、眼睛缺乏营养和受到光色刺激过多引起的。因此，家长在孩子的日常生活中要从这三大方面来保护孩子的眼睛。

假性近视的表现有：

（1）视力不稳定，容易波动。休息或治疗后，视力回到正常状态；再次过度用眼后，视力又会下降。

（2）滴用阿托品，使睫状肌变得麻痹，或者使用针刺治疗的方法（脉冲），使调节功能放松以后，假性近视的屈光度就会逐渐减轻，最后逐渐消失。

（3）假性近视一般都是双眼性的，近视度数通常不会超过200度。

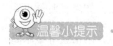

　　家长应经常向孩子讲近视眼的危害，让孩子懂得保护好视力的重要性，从而使他自觉养成良好的用眼习惯。比如，在将来升学，选择专业、职业等方面都会受到或多或少的影响。

远视：变换目标训练

有人认为，远视就是能看得清楚远处的事物。其实，这是错误的。那么，远视到底是怎么一回事呢？如何训练才能使远视得到改善呢？

当眼球处于调节放松状态时，那些来自远方的平行光束通过眼球折射后会在视网膜上成像。这属于屈光正常。而当平行光束经过调节放松的眼球折射后成像于视网膜之后，眼球的屈光力不足或其眼轴长度不足时就会产生远视。远视眼的光学焦点是在视网膜后方，因此在视网膜上所形成的像是模糊的。为了能看清楚远处的物体，远视的人要利用调节力量把视网膜后面的焦点移到视网膜上，所以远视眼经常处于调节状态，从而容易产生眼睛疲劳。

远视是屈光不正中的一种眼部疾病。远视的命名是与近视相对而来的，它们都是眼睛屈光系统出了问题。因此，一些人认为远视眼能看得很远是错误的，家长应给孩子解释清楚，以免孩子产生错误的理解。

儿童远视的种类如下：

1. 轴性远视

轴性远视是远视眼屈光中最常见的一种。主要是眼球的前后轴比较短，与眼球的发育有关。因此，那些外面来的平行光线进入我们的眼内想像正常眼睛那样进行聚焦，却不想因为焦点相对来说显得较远，最后落在视网膜上的便只是一个很虚的影像。

2. 曲率性远视

由眼球屈光系统中任何屈光体的表面弯曲度较小引起的，称为曲率性远视，角膜是易于发生这种变化的部位，它可能是先天性的平角膜，也可能是因为外伤或角膜疾病导致的。

3. 指数性远视

指数性远视由晶状体的屈光力减弱所致，这类远视是因年老时所发生的生理性变化及糖尿病患者在治疗中引起的病理变化造成的；

另外，晶状体向后脱位也可产生远视，它可能是先天性的不正常，眼外伤或眼病引起的；也可能是由于晶状体缺乏造成的。

下面给大家介绍一种有利于调整眼睛焦点、放松睫状肌的训练：变换目标训练，以给患有远视的孩子提供一些帮助。

具体做法：让孩子集中精神先凝视远处的目标，比如以5米之外的一棵树为目标，用力凝视10秒；拉近目光，投向距离自己10~100厘米的近物为目标，比如食指、尺子或铅笔等，看近物要求精神放松，不需要用力看，时间为5秒左右。让孩子这样反复训练10次左右。

功效：这个训练能够刺激自主神经中枢，使视觉功能更灵活，提高眼睛的拉焦能力，使睫状肌得到放松，从而改善孩子的远视、弱视等。

远视的治疗

学龄前儿童的眼睛在生长发育中有一定的生理远视，是眼睛发育的正常过程，它的正常值为3~4岁远视200度以内，4~5岁远视150度以内，6~8岁远视100度以内，超过正常范围，眼睛就会出现异常或导致病理性远视。

比如对于300度以上的远视幼儿，尤其是伴随散光或斜视的远视，还是需要配镜治疗的，以免影响孩子视功能的发育。远视眼镜的镜片是凸透镜，简单地说就是一副放大镜。配戴合适的远视眼镜能提高远视眼的视力，减轻眼睛的疲劳，避免孩子的视力再下降，避免产生弱视。

需要家长注意的是，远视的孩子一定要进行散瞳验光，同时要让孩子每半年验光一次，更换镜片。

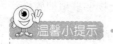温馨小提示

远视的孩子眼睛容易酸胀、眼眶疼痛，严重时还伴有头昏脑胀。孩子上课会出现精神不集中、记忆力不佳等现象，导致学习成绩下降。如果家长发现孩子有上述情况，应及时就医检查。当确定是远视眼后，最好在视力发育的关键期，给孩子配戴合适的眼镜，一定不要拖延。

弱视：精细作业训练

生活中，弱视总是喜欢光顾儿童，家长们自然就会有疑问：弱视是怎么回事？如何训练才能得到改善呢？

好视力讲堂

孩子刚出生时的视力达不到1.0，随着年龄的增长，视力才逐渐发育完善，直到五六岁，孩子的视力才能达到成年人1.0的水平。也就是说，孩子6岁之前，是容易发生弱视的敏感期。

儿童视觉发育期，由于单眼斜视、未矫正的屈光参差、高度屈光不正及形觉剥夺引起的单眼或双眼最佳矫正视力低于相应年龄的视力或双眼视力相差2行及以上，视力较低的一只眼为弱视。弱视是一种严重危害儿童视功能的眼病，如不及时治疗，可引起弱视加重，甚至失明。3~6岁是治疗弱视的黄金时期，超过12岁基本无法治愈。

弱视按病发原因可分为以下几种：

1. 斜视性弱视

斜视性弱视开始是由于斜视双眼看同一个物体时会出现两个图像。为了消除复视引起的视紊乱现象，斜视眼视网膜黄斑中心凹产生冲动被视中枢反馈抑制，久而久之视觉能力下降形成了弱视。

2. 屈光参差性弱视

屈光参差性弱视的形成是由于两只眼睛的屈光度相差太大，进而导致两眼看东西产生的图像差别太大，一个清晰、另一个模糊或一个大一些、另一个小一些，视中枢融像困难，为了保证看清楚东西，去除视觉干扰，大脑发出指令：只让清晰眼视物，而模糊眼得不到视刺激，最后形成了弱视眼。

3. 形觉剥夺性弱视

形觉剥夺性弱视是指在婴幼儿时期由于先天性白内障、上睑下垂等器质性疾病遮挡瞳孔，导致光线不能顺利进入眼球，从而剥夺了该眼黄斑接受正常光刺激的机会，使得处于发育阶段的黄斑由于生理性视刺激不足，造成发育不良或停滞。

4. 屈光不正性弱视

屈光不正性弱视，双眼均有明显的远视、近视、散光，不能双眼单视造成视物模糊，即使配戴眼镜视力下降也很快。这种弱视是双眼弱视，孩子将生活在一个朦胧的世界里。

5. 先天性弱视

先天性弱视指出生就伴有的弱视。由于一些先天的因素，如视网膜、视神经发育不完全，难产时受到损伤，视网膜黄斑部受损等影响到视功能的发育，形成先天性弱视。

弱视按程度轻重可分为以下几种：

（1）轻度弱视：视力在0.8～0.6之间。

（2）中度弱视：视力在0.5～0.2之间。

（3）重度弱视：视力低于或等于0.1。

弱视眼的孩子不仅双眼或单眼视力低下，而且没有完善的双眼视觉功能，没有精细的立体视觉。由于视觉细胞和神经长期受不到外界物象的准确刺激而衰退，如果不及时治疗，视力便会永久低下。

改善训练

为了让弱视眼得到很好的锻炼，家长不妨让孩子做一些精细作业训练。

精细作业是通过有意识地强迫弱视眼专注于某一细小目标，使弱视眼中被抑制的感光细胞受到刺激，解除抑制，从而提高视力的方法。

训练一：穿圈训练

具体做法：让孩子一只手拿着直径1厘米的圆圈，用弱视眼看准圆圈，另一只手拿铁丝穿过，每日反复训练，直到能迅速准确地穿过圆圈为止。

训练二：数豆子训练

具体做法：遮盖正常的眼睛，让孩子用弱视眼每天数200粒豆子。

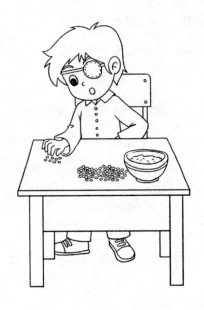

训练三：刺点训练

具体做法：让孩子在白纸上用点线画出各种动物或物体作为训练用图画。训练时遮盖住正常的一只眼睛，让孩子手持一支笔，用弱视眼看图形，并用笔尖对准每个点刺下去，反复训练直到刺准图形。

最后，家长可多准备一些精细工作训练的工具，交换使用，让孩子以做游戏的方式去完成，这样更能提高孩子的兴趣。

知识加油站

弱视儿童治疗期间的注意事项

眼镜配好后一定要坚持戴，不可时戴时不戴，否则会降低疗效，甚至无效。在戴镜初期，视力也许并不会有多少提高，甚至有的反而会下降，尤其是中高度远视眼，但不用担心，这些都是正常的情况。戴镜需要适应一段时间，只要坚持戴镜，视力一定会逐渐提高。

家长要定期让孩子到医院做散瞳验光，调整度数，以决定是否需要重新更换一副眼镜。因为弱视儿童处于视力发育期，两眼的屈光度会随年龄的增长而发生变化，因此一副眼镜不能一直戴。通常，建议弱视儿童每半年做一次散瞳验光。

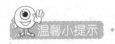

温馨小提示

　　家长可用遮盖法来检查孩子的眼睛是否弱视。具体做法为：遮住孩子的一只眼睛，让孩子用未遮盖眼注视物体，如果孩子表现得很平静，则说明未遮盖眼正常。遮盖另一只眼睛，如果孩子出现撕抓遮盖物，那就说明未遮盖的这一只眼睛视力有问题，应尽早到医院检查。

第六章
解析家长对有关孩子眼睛的一些疑问

　　对于孩子眼睛的问题，不是每个家长都知道和了解，其中就有不少家长有这样那样的疑问。为了让每一位家长都了解眼睛保护知识，更好地保护自己孩子的眼睛，本章总结了几个有关孩子眼睛的常见问题，希望能够帮助到大家。

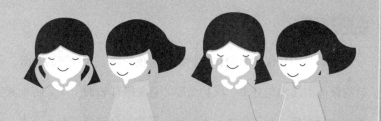

孩子爱眨眼是怎么回事

一些家长很是烦恼：孩子总是喜欢眨眼，有时候还会出现揉眼、眯眼等情况，这到底是怎么回事？是不是眼睛出了什么问题？是不是眼睛发炎了？

好视力讲堂

眨眼是一种保护机制，保护眼睛避免异物、光线等的刺激，同时有保证泪液均匀分布、保护角膜、避免眼球表面干燥、防止灰尘的损伤等作用。在正常情况下，孩子平均每分钟要眨眼十几次，通常2～6秒就要眨眼一次，每次眨眼大约需要0.2～0.4秒。但频繁地眨眼睛就属于病理现象了，需要家长们引起重视。

那么，引起孩子频繁眨眼的常见原因有哪些呢？主要有以下几个原因：

1. 眼内有异物

因灰尘、异物等引起的眼睛局部的不适而频繁眨眼睛。

2. 倒睫

倒睫是指睫毛向后方生长，以致触及眼球的不正常状况。生长方向异常的睫毛，尤其是倒向角膜表面生长的睫毛，不但经常摩擦角膜上皮，引起异物感，出现怕光、流泪等症状，还会引起眼球充血、结膜炎等症状，进而影响视力。

3. 干眼和视疲劳

由于电子产品的普及，很多孩子使用手机或看电视的时间增多，还有的孩子因为学习负担重，导致干眼或视疲劳，从而容易出现畏光、眨眼等症状。这是一种保护性反射，通过不断眨眼可以湿润眼睛、调整眼球曲率，使视觉清晰。对于这类孩子，家长应减少孩子使用电子产品和学习的时间，必要时应带孩子去医院检查。

4. 行为问题和不良习惯

一些孩子经常眨眼与眼睛本身并无关系，而是一种心理行为的问题，表现为频繁眨眼、挤眉弄眼等怪异行为。还有的孩子在日常生活中总喜欢模仿别人眨眼，时间久了，这种不良行为也就形成了习惯。家长可以通过分散注意力的方式逐渐引导，帮助孩子自我控制。

5. 炎症刺激

这也是比较常见的原因，可能是孩子的眼睛受到细菌、病毒、衣原体等的感染，导致频繁眨眼睛，如结膜炎、角膜炎等。

6. 抽动症引起

抽动症引起的眨眼睛，不痛不痒，会在人多、情绪紧张、看电视、感冒时加剧，情绪松弛时减轻。抽动症病因复杂，遗传、脑损伤、早产、剖腹产、脑神经递质分泌失衡等都可能导致抽动症，必要时应到医院及时检查。

7. 缺乏营养

如果孩子长期偏食、挑食，体内就容易缺乏维生素和微量元素，从而有可能引起神经肌肉的应急性增高，导致神经功能紊乱，进而频繁眨眼。家长应让孩子均衡饮食，避免长期偏食、挑食。

知识加油站

泪膜

泪膜位于角膜、结膜的表面，对维持角膜的新陈代谢、防护和生理功能起着非常重要的作用。泪膜为角膜和结膜的上皮细胞提供正常的湿润环境，从而减少瞬目和眼球转动的摩擦力，同时为角膜提供平滑的屈光表面，此外，它还为角膜提供所需的营养物质。

眼球上，泪膜的分布是不均匀的，角膜处最厚，接近睑缘处最薄，因此在角膜前，泪膜就形成了理论上的"凹凸透镜"，能够改善眼睛的屈光性能。

泪膜覆盖正常眼表，包括以下三个相互交织的层：脂质层、水样层和黏蛋白层。其中脂质层是最表层，厚度约为0.1微米，构成一个水障碍，以减慢水样层的蒸发，并提供一个光滑表面，能够防止细菌及异物入侵；水样层是泪膜的主体部分，平均厚度约为7微米，占泪膜厚度的98%，它主要能够保持角膜和结膜的湿润，提供泪液功能的主要成分；黏蛋白层厚度只有0.02～0.05微米。

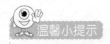 温馨小提示

　　孩子频繁眨眼睛是眼科的常见病与多发病，但很容易被忽略，其病因较为复杂，同一患儿可能存在多种致病因素。因此，作为家长，当发现孩子频繁眨眼睛、揉眼睛时，要多关注、关心孩子，必要时去正规眼科就诊，进行对症治疗。

沙眼是沙子进入眼睛引起的吗

沙眼这个词很普及，但大部分人只知其然不知其所以然，认为这是眼睛里飞进沙子而引起的眼病。事实并非如此，它与沙子并不相干。那么，沙眼到底是怎样引起的呢？

好视力讲堂

沙眼一词源于古希腊语"粗糙"，即上睑淋巴滤泡，是全世界流行已久的眼病。1955年，中国在世界上首次分离出第一株沙眼病毒。1973年，国际微生物学分类将这株沙眼病毒正式命名为沙眼衣原体。

沙眼是由沙眼衣原体引起的一种慢性传染性结膜角膜炎。这种衣原体常侵犯人眼的睑结膜和角膜组织，在结膜上形成小的乳头和滤泡增生，外观粗糙不平，形似沙粒，故名沙眼。沙眼的潜伏期一般在5~14天，多发生在儿童或者少年阶段。

沙眼衣原体是一种介于细菌和病毒的微生物，大小为250～450纳米。衣原体耐寒不耐热。在室温下，它会迅速丧失其传染性。加温至70℃，30分钟可将其杀死。但它能在-70℃以下存活数年。四环素、氯霉素、红霉素对它有抑制作用，链霉素、新霉素对它则无效。常用的消毒剂如0.1%甲醛、0.5%石碳酸可将衣原体迅速灭活。

沙眼的种类有以下几种：

1. 急性沙眼

症状表现：患者眼睑红肿，结膜出现严重的充血现象；因乳头增生睑结膜粗糙不平，上下穹隆部的结膜生成滤泡，合并后出现弥漫性角膜上皮炎与耳前淋巴结肿大的症状，数周后急性症状消退，进入慢性期，如这个时候治愈或自愈，可不留瘢痕。

2. 慢性沙眼

症状表现：可因反复不断感染，使病程延续几年，甚至十几年。结膜充血得到缓解，由乳头增生及滤泡生成且形状大小不同，可显胶样，病变程度较为显著的是上穹隆与睑板上边缘结膜，或是下睑结膜及下穹隆结膜，情况严重时会侵入半月皱襞。

沙眼不仅危害眼睛健康，如不及时治疗，还会引发以下症状。

（1）眼睑内翻和倒睫。结瘢后，可能会造成严重的眼睑内翻和倒睫，内倒的睫毛会像小刷子一样摩擦角膜，患儿会有明显的异物感，甚至会扎伤角膜，影响视力。

（2）角膜溃疡。由于沙眼衣原体侵犯角膜的结果，会有大量新生血管进入角膜组织内，再加上睑内翻和倒睫的刺激，可引起角膜溃疡，如再遭受其他细菌的继发感染，就会迅速使溃疡扩大，甚至引起穿孔，严重影响视力。

（3）实质性结膜干燥症。结膜部全结瘢后，使分泌泪液的副泪腺受损，泪腺的排泄通道受阻，泪液分泌减少，导致干眼症。如未及时治疗则可能发生角膜结膜化甚至失明。

（4）泪囊炎。沙眼还可能会引起慢性泪囊炎，沙眼病变伤及泪道黏膜，鼻泪管变狭窄或阻塞，导致慢性泪囊炎，症状表现为流泪、流脓或挤压鼻根部有脓液溢出。

因此，如果孩子常感到眼睛发痒、有灼烧感，还经常有揉眼睛、流眼泪的现象，家长一定要提高警惕，谨慎处理。

沙眼的饮食保健

对于沙眼孩子的日常饮食，家长可参考下面几种有益食物：

1. 鸡肝

鸡肝中富含维生素A，补充维生素A能够维持正常的视力，治疗多种眼部疾病，有利于沙眼的康复。

2. 香椿

香椿具有抗菌消炎的作用，同时对沙眼的各种微生物感染也具有抗菌的作用，利于患儿的康复。

3. 牛奶

牛奶中富含高蛋白营养物质和人体必需的各种矿物质元素，有利于患儿吸收营养，具有保护胃黏膜，增强免疫力，提高抗病能力等作用。

除了食用有益食物，也要注意饮食禁忌，比如最好不要吃辛辣等刺激性食物以及油腻食物。

知识加油站

沙眼的预防

沙眼衣原体常附在病人眼睛的分泌物中，任何与此分泌物接触的情况均可造成沙眼传播感染的机会。这种沙眼病毒，最常出现的地方是毛巾、洗脸水、手帕和脏手上。另外，蚊、蝇等也是传播沙眼衣原体的主要载体。因此，家长应对孩子加强卫生教育，培养其养成良好的卫生习惯。

（1）不要让孩子和别人共用洗脸盆和洗脸水，也不要共用一条毛巾。

（2）要求孩子经常用香皂或洗手液洗手，不要用脏手揉眼睛。

（3）毛巾、手帕要勤洗、勤晒。

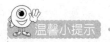温馨小提示

　　当孩子患上沙眼时，初期症状并不明显，因此孩子很难感觉到，家长也很难发现，只有在医生检查眼睛时才有可能被发现。因此，家长应定期带孩子去正规医院检查眼睛。

怎样给孩子配一副合适的眼镜

一些家长很苦恼，因为孩子不良的用眼习惯等因素，孩子的眼睛屈光度不正常了。他们看远处或近处的事物总是模糊不清，只能借助眼镜。

好视力讲堂

一副合适的眼镜对于孩子来说很重要，如果孩子拒不戴眼镜，用眼过度疲劳，视力就会越来越差；长时间看不清楚东西，就可能因此弱视，视力很难达到1.0以上。

据北京、上海等地调查，学龄儿童配镜不合格率高达80%，不少孩子还因配镜不当而致使视力进一步下降。因此，关注孩子的眼睛健康，为他们选择一副合适的眼镜很重要。为了给孩子配一副合适的眼镜，家长应注意以下几个主要方面：

1. 验光是配好眼镜的前提

要配一副合适的眼镜，第一步是验好光，查好度数。验光方法分为电脑验光+插片验光+散瞳及检影验光。一副屈光度准确的眼镜，能使患有屈光不正的儿童重新获得一个清晰、光明的世界；相反，一副屈光度不准确的眼镜，过低达不到矫正视力的目的，过高则会引起头晕、恶心等，引发度数加深或视疲劳等不良问题。

2. 正确试戴眼镜

眼科医生查出度数后，会让孩子试戴10~15分钟的眼镜，看孩子是否有头疼、头昏等异常感觉和视物是否倾斜等。试戴近视镜时，应看远处的事物是否清晰，走走转转，看地面是否平整，走路时是否头晕；试戴远视镜时，应用平时学习的距离看看书，检查是否清晰。

3. 选择合适的眼镜架

在挑选合适的镜架时，家长要注意两个方面：一是镜架两个镜片的中心间距要与医生测得的瞳心距离相吻合；二是镜架不宜过大或过小（过重的眼镜也不要选择）。

儿童双眼瞳孔的位置正对眼睛的中央（光学中心），并使镜片与眼球的表面保持在12毫米的位置上，这样才能起到良好的矫正和治疗作用。如果镜架过大，儿童的双眼就会远离光学中心，偏向眼睛的内侧，从而造成儿童视物不清、眼睛胀痛等视疲劳症状。相反，如果镜架过小，双眼就会偏向外侧，同样远离镜片中心，长时间配戴也会影响脸部的正常发育。

通常，儿童的镜架应选择塑料架，所选镜架以与鼻面相贴为宜。儿童不适合戴金属架，因为金属架的鼻托容易引起过敏及压迫鼻骨。

4. 选择合适的镜片

镜片一般分为玻璃镜片、树脂镜片和PC镜片。从安全的方面来讲，儿童应该选择安全、不易碎的树脂镜片，这样可以避免由于镜片破碎造成的眼外伤。镜片表面要镀膜来增加眼镜的硬度和提高防刮擦能力，防紫外线和辐射的功能可以根据个人需求选用。

最后，眼镜配好后，在生活中应让孩子多注意眼睛的休息，平时应让孩子经常做眼保健操，多看远处的绿色景物，以缓解眼部疲劳。如果孩子能坚持做到合理用眼，就能有效降低眼睛近视的度数甚至可以摘掉眼镜。

另外，家长要让孩子知道，不能拿别人的眼镜乱戴。因为镜架、镜片的度数、两个镜片光学中心之间的距离、镜腿的长度、鼻托的高度等都是个性化的，每个人都是不一样的。

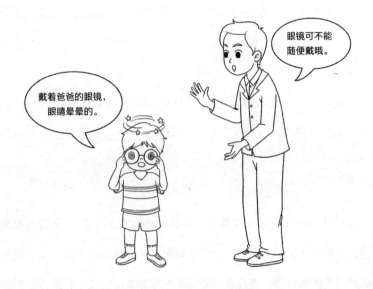

戴着爸爸的眼镜，眼睛晕晕的。

眼镜可不能随便戴哦。

眼镜的日常保养

眼镜的日常保养是很重要的，我们应掌握以下几个方面：

（1）摘戴眼镜时要用两只手，并轻拿轻放，必须将镜片凸面向上放置在桌上，以免磨损镜片。

（2）不要长时间把眼镜放在暖气、火炉等高温环境或低温环境中，也不要与防虫剂、洁厕用品、化妆品、发胶等腐蚀性物品接触，以免使镜片、镜架劣化、变质、变色等。

（3）擦拭眼镜时，应一手拿住镜架的中梁，一手轻轻擦拭。

（4）擦拭眼镜应选用柔软的镜布，切不可随便用粗糙的衣角或手巾擦拭，以免划伤镜片；镜片上的污渍较重时，可用中性洗涤剂进行清洗。

（5）放置眼镜的正确方式是：先用镜布包裹镜片，然后依次折叠好左镜架和右镜架，为防止眼镜受到重压，应将其放入硬质的眼镜盒中。

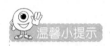

温馨小提示

假性近视的儿童不要戴眼镜。儿童假性近视的主要原因是学习负担太重，用眼时间过长。短期内视力下降多为假性近视。其实，假性近视的儿童的眼轴与正常人的眼轴一样长，只要用心保护眼睛，视力就会恢复正常。如果假性近视的儿童戴眼镜，就有可能变成真性近视。

散瞳验光到底是什么

很多家长带着孩子到医院配镜时，会有各种疑惑，如"孩子那么小，散瞳对眼睛会不会有伤害""散瞳到底有什么好处呢"等等。诸如此类的疑惑是不是也困扰着您呢？

好视力讲堂

散瞳验光是俗称，医学专业上叫睫状肌麻痹验光。散瞳验光是应用药物使眼睛的睫状肌完全麻痹，从而放松患儿眼调节，然后进行视网膜检影或电脑验光，以便客观地检测眼睛真正的屈光状态。

那么，为什么要进行散瞳验光呢？

这主要是因为儿童的眼睛调节能力很强，调节作用可使晶状体变凸，屈光力增强，从而容易形成调节紧张的假性近视。如果不进行散瞳验光，则难以准确区分孩子的近视是假性近视还是真性近视，也不能判定过度调节作用对验光作用的影响，在配镜时会导致远视度数过低或近视度数过高。因此，对于儿童屈光不正，散瞳验光很有必要。

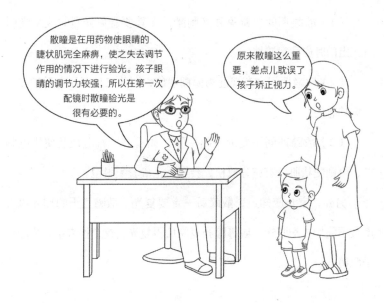

根据使用的散瞳药物不同，散瞳分为快散和慢散，分别用俗称的"快散药"和"慢散药"进行散瞳的两种方法。

快散采用的是快散药，主要成分为托比卡胺，适用于12岁以上的近视眼孩子及15岁以上的远视眼孩子。快散药的特点是散瞳后起效时间快、过程短，对孩子的学习、生活干扰少。慢散采用的是阿托品，适用于12岁以下的孩子。慢散药的特点是起效时间慢、过程长，对孩子的学习、生活有干扰。

散瞳本身不会对孩子造成不良影响。但散瞳期间一定要注意以下几点：

（1）散瞳期间要避免强光刺激，尤其要避免强烈的太阳光刺激，出门时应注意遮挡。

（2）散瞳期间会有视近物模糊现象，因此家长要注意看护孩子以免其碰伤。

（3）散瞳期间不要近距离用眼，如看书、看电视及使用电脑等，否则睫状肌没有充分放松，会影响正确验配眼镜。

另外，家长应知道，散瞳后一定要复光。散瞳当天的屈光检查度数不能用于配眼镜，应等瞳孔复原后再复光，这个检查结果才能用于配镜。

知识加油站

哪些情况需要散瞳验光

（1）第一次配镜的儿童必须散瞳后验光配镜。因为孩子的眼睛很可能存在假性近视。散瞳后验光，会使配镜度数更准确。

（2）配镜前，远视眼的儿童也须散瞳后验光配镜。因为远视眼的儿童很有可能存在隐性远视，并且还有一部分可能存在弱视和斜视的问题。如果不进行散瞳检查，直接验光配镜，就很难知道其准确的远视度数，结果就会把度数配低，不能矫正孩子的弱视和斜视问题。

（3）屈光手术之前（近视激光矫正术、眼内接触镜植入术）的验光，需要有散瞳验光基础数据，再有主觉验光，以确保检查结果准确。

（4）对小瞳孔验光后视力矫正不好或有屈光间质混浊的儿童（如玻璃体轻度混浊），应进行散瞳验光。

（5）对比较复杂的屈光不正，比如度数较大的远、近视散光，混合散光，高度近视，高度散光等，这类孩子需进行散瞳验光。

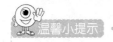 温馨小提示

闭角型青光眼的人不能做散瞳验光。与正常人相比，闭角型青光眼人的前房较浅、前角狭窄。散瞳后会使前房更浅，并加重房角的狭窄，从而使房水通道受阻，这有可能引起眼压升高。但可以用雾视法验光，缓解眼睛睫状肌的紧张状态，使眼睛的过度调节得到放松。

润眼药水能缓解眼睛疲劳吗

随着孩子们的学习负担加重，以及电子产品在家庭和学校中的使用日益增多，再加上孩子们不注意用眼卫生，经常玩电子游戏、看电视等，致使孩子们的视疲劳发生率较高。

好视力讲堂

　　孩子的眼睛干涩、发痒，又酸又胀怎么办？大部分家长的第一反应是滴点润眼药水。可是，润眼药水真的能缓解眼睛疲劳吗？

　　正常情况下，人的眼眶内的泪水会形成一层膜，覆盖在角膜和结膜的表面，称为泪膜。每次眨眼之后，会形成一层泪膜，能够保持眼睛湿润，因此，眼睛不容易产生干涩、疲劳等症状。但当孩子长时间近距离学习，过度使用眼睛时，瞬目反射就会减少，不能及时形成泪膜，于是导致眼表面干燥，引起视疲劳，有时还会导致视物模糊甚至视力下降，直接影响孩子的学习和生活。

据《国民健康视觉报告》数据统计，从2012年以来，我国5岁以上的总人口中，有4.5亿左右的近视患者。近视增长最快的人群为小学生，有将近40%以上的小学生近视，有高达70%以上的小学生在日常生活中常感到眼睛不舒服，而因为乱滴眼药水引发孩子严重眼病的情况在临床上并不少见。

总之，当孩子的眼睛感到疲劳时，最好不要乱滴眼药水。这是因为：

1. 容易对眼药水产生依赖

当孩子长时间使用眼药水时，泪液分泌腺就会变懒，泪液分泌失衡，就容易产生依赖性。某一调查结果显示，60%的人都用过抗疲劳的眼药水，其中，约有30%的人对眼药水产生了依赖。

2. 眼药水中含有防腐剂

很多眼药水为了长时间保存，里面会添加防腐剂，防腐剂对眼表泪膜有破坏作用。长期使用，孩子的眼睛容易产生干眼症，即有异物感、畏光、眼干涩、发红。选择时，应选没有防腐剂的眼药水。

所以，对于视疲劳的孩子，家长要注意，在给孩子用眼药水时最好在眼科医生的指导下使用，如果使用过程中有什么不适，要马上去医院看眼科医生。

事实上，想要和视疲劳说再见，最重要的还是从预防做起，注意用眼卫生和习惯，比如：

孩子学习或阅读后，要注意做眼保健操；看书和看电脑的姿势要正确，调节好屏幕的亮度；保证充足的睡眠，劳逸结合，平衡膳食，多吃水果和蔬菜等。

家长还应注意，有一些眼病隐藏在视疲劳的背后，如果孩子的眼睛在得到充分休息后，视疲劳的症状仍没有缓解，就要带孩子及时去看眼科医生。因为诸如眼压不正常、倒睫、眼干，或眼睛的一些炎症，如结膜炎、角膜炎等都有可能引起视疲劳。

知识加油站

如何正确给孩子滴眼药水

孩子滴眼药水的基本操作方法及注意事项，应参考下面的步骤：

（1）光线充足，减少外界干扰。家长确定所用眼药水的时间、剂量及次数，留意眼药水瓶上的标识指示，核对眼别，一定不要弄错。

（2）家长把双手清洗干净，让孩子取仰卧位或坐位，仰起头往上看，家长用左手拇指或棉签轻轻将孩子的下眼皮拉下成袋状，暴露下结膜囊，右手持眼药水瓶或滴管，距孩子眼睛1~2厘米处将眼药水滴入结膜囊内，再将上睑稍提起后轻合上，使整个结膜囊内充盈眼药水，然后让孩子闭眼休息1~2分钟。

（3）由于眼睛的泪道和鼻腔口腔是相通的，所以，家长给孩子滴好眼药水后，最好用手指轻轻按住孩子眼角内侧和鼻根处泪囊的地方，这样可以防止眼药水被孩子吞下去。

（4）滴完后，要立即盖好瓶盖，将其存放在阴凉和孩子不能触及的地方，眼药水开封1个月后不宜再用。如发现眼药水有变色、沉淀等现象，即弃掉不用。

同时，需要家长注意的是：首先，为了不引起孩子眼部刺激感，造成孩子眼部不适，眼药水不能直接滴在角膜上；其次，滴眼药水的瓶口不能离眼球过近，这样容易触及眼睑和睫毛，造成瓶口和药液的污染，有时还会伤及角膜。最后，滴眼药水时一滴就足够，不要浪费。

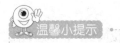

温馨小提示

　　切忌滥用抗生素眼药水、激素类眼药水。因为滥用抗生素眼药水会产生耐药菌株，当眼睛真正发炎了，就没有效果了。激素类眼药水如塞米松等，开始使用时能有效缓解眼睛干涩、发红，但长时间滴用可能导致眼压增高，甚至诱发激素性青光眼。因此，家长选择时一定要慎重。

如何对儿童的眼外伤进行急救护理

眼外伤是孩子非先天性致残、致盲的主要眼病之一。由于孩子好奇心强、模仿性强、自我保护意识差，容易受外界的伤害而发生眼外伤。如果伤后救治及时，就可将损害降到最低。

眼外伤是由于机械性、物理性、化学性等因素直接作用于眼部，引起眼的结构和功能的损害。儿童眼外伤分为机械性眼外伤、化学物眼损伤、热烧伤和辐射性眼外伤等。

眼外伤是眼科比较常见的一种急性症状，当孩子不幸出现了眼外伤时，很多家长都会手足无措，手忙脚乱，不知该如何进行救治。

家长要知道，受伤眼的康复情况，很大一部分取决于受伤后的早期处理，如果早期处理不当，有可能会留下终身的眼疾。因此，孩子发生眼外伤，家长一定要先冷静下来，然后尽快进行正确护理，以避免眼球受到一定的损伤。下面我们就来具体了解一下，儿童常见的眼外伤及其急救护理措施：

1. 眼睛有异物

当异物进入眼睛时，不要让孩子揉搓眼中的异物，可以眨眼数次，使眼中的异物自行移出，或用清水冲洗，也可在有经验的人的帮助下用干净的纱布、棉签等轻轻擦除。如果还有存留，应让孩子闭上眼睛及时去医院就诊。

注意不要用嘴吹受伤的眼睛，这样不仅吹不出异物，反而会加重感染；也不要用不干净的纸角、手绢等去擦，否则容易引起角膜损伤加重，感染加深，甚至发展成化脓性角膜溃疡。

如果眼睛进入的是铁屑类或玻璃、瓷器类的危险异物，切忌让孩子揉搓或来回擦拭眼睛，尤其是黑眼球上有这类异物时，应闭上眼睛，赶紧就医，注意尽量不要让孩子转动眼球。

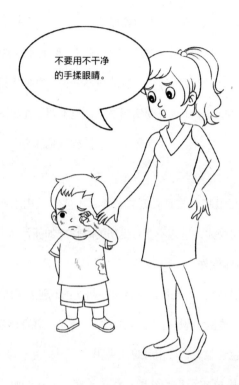

2. 眼睛撞击

当孩子的眼睛受到撞击时，家长要立刻用冰敷15分钟来缓解疼痛和肿胀，如果有眼球变黑或眼睛模糊的症状，通常是眼睛受到了伤害，应立刻去医院就诊。

3. 眼部化学烧伤

化学烧伤可分为酸性损伤和碱性损伤两类。化学烧伤后可致角膜及结膜产生伤口，很容易导致睑球粘连，严重者可使眼球运动障碍和视功能丧失。眼部化学烧伤，应立刻用大量清水冲洗眼部。冲洗时，应翻开眼睑，转动眼球，至少冲洗25分钟，以便将结膜囊中的化学物质稀释和冲出，注意不要使用眼罩，也不要包扎眼睛，冲洗后要立即送医院。总之，化学烧伤第一急救措施就是冲洗。

4. 眼睛和眼皮的割伤

轻轻地将眼睛包扎且立刻去就诊，不要尝试用水冲洗掉或移除黏在眼睛内的物休，也绝不要对受伤的眼睛施加任何压力。

5. 眼球穿通伤

眼球穿通伤是眼球遭受外界锐器刺伤或高速射出的异物碎屑穿破眼球壁而造成的组织损伤。可引起眼内感染、眼球内容物脱出、眼内异物和交感性眼炎，严重时导致失明。

必须积极抢救和正确处理：让孩子躺下，在伤眼上遮盖上无菌纱布或干净纸巾后立即抬送到医院抢救。途中应劝阻孩子哭闹，尽量不要颠簸，以防止眼内容物的涌出。

注意"三不要"：一不要急于强行拔出插入眼球里的异物；二不要将眼伤口处冒出的一团黑色的虹膜或胶状的玻璃体等眼内容物擅自推回眼内，否则会造成眼部感染；三不要拖延治疗，否则会使原本没受伤的好眼发炎，医学上称之为交感性眼炎，能造成双目失明。

预防孩子眼外伤

（1）燃放烟花爆竹时，不要让孩子靠得太近，以免炸伤眼睛。更不要让孩子自己去燃放爆竹。

（2）把刀、针、剪刀、铅笔等尖锐的物品收藏起来，更不要让孩子拿着尖锐的物品来回跑。

（3）不要让孩子去厨房，尤其是做饭时，油锅、汤锅、电饭锅对于孩子都是很危险的。

（4）不要让孩子玩弄强酸、强碱等腐蚀性强的化学物品。

（5）把家里能引起眼睛化学性烧伤的物品收藏好，放到孩子拿不到的地方。

（6）和小朋友打球、做游戏时要让孩子注意保护自己的眼睛，以防磕到或碰到。

（7）不要留孩子一个人在家。平时教育孩子不要玩火、酒精等。

（8）公园里，不要让孩子逗弄动物，以防被抓伤、啄伤等。

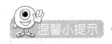

温馨小提示

　　孩子好动，对危险程度及可能造成的伤害缺乏一定的认知和判断。因此，家长应给予孩子充分的保护，并经常教育、提醒孩子对眼外伤提高防范意识和自我保护意识，如向儿童讲解眼外伤的原因和危害，传授给孩子必要的生活安全常识。

戴隐形眼镜需要注意哪些问题

生活中很多人有近视眼，尤其是孩子，因为各种原因让自己戴上了厚厚的眼镜，给以后的生活和学习带来了很大的影响。有些孩子不得不选择配戴框架眼镜，也有些孩子由于一些特殊的原因不得不选择配戴隐形眼镜。

好视力讲堂

隐形眼镜是配戴在眼睛透明光学面"角膜"表面上的"光学眼镜"，因此，当配戴方式与护理行为不正确时，将直接影响角膜及周围眼睛组织的健康，严重者将直接损害视觉功能。那么，戴隐形眼镜时需要注意哪些问题呢？

当孩子配戴隐形眼镜时，需要注意以下几个主要方面：

（1）不要让孩子长时间戴着。人的角膜是一种需氧的物质，角膜吸收氧气，首先是氧气溶解在泪液里，然后再给予角膜呼吸。当孩子戴上隐形眼镜时，角膜与它紧密贴合着，就如同戴上了一个口罩，长期配戴隐形眼镜，角膜无法接触空气，眼睛就会由于缺氧而无法正常代谢，从而导致抵抗力下降。建议每天佩戴隐形眼镜的时长不要超过8小时，否则会引起眼疲劳、干涩、缺氧，引发近视加深。

（2）要定期更换隐形眼镜的护理液，同时也要保持眼部清洁。因为微小的颗粒一旦进入角膜与隐形眼镜之间，就很有可能引起角膜发炎。如果发生发炎的状况，很可能是由于护理液受到了污染，要及时更换。

（3）取戴隐形镜片前要把手洗干净，尽量不要留长指甲，以避免对镜片或角膜造成损伤。另外，在戴隐形眼镜时不要滴眼药水，以防某些眼药水使镜片着色或其中的防腐剂在镜片中浓缩而对角膜带来伤害。

（4）洗澡时必须摘下隐形眼镜，否则会造成眼部感染，严重时甚至会丧失视力。除非可以保证水干净到能直接饮用，但仍旧是阿米巴寄生虫滋生的温床，所以在洗澡的时候还是不要戴隐形眼镜。

（5）取出隐形眼镜后应存放在浸泡液中。平时摘掉隐形眼镜后，一定要放到专用的浸泡液里，确保隐形眼镜不会干瘪掉，这样既能隔离细菌还能防止感染。

（6）定期更换隐形眼镜。隐形眼镜是有一定使用期限的，并不是没有磨损就可以一直配戴。即使镜片还没到使用期限，但由于镜片已经不适合现有的近视度数，也是要及时更换的。

（7）戴隐形眼镜复查必不可少。复查有利于发现和纠正配戴者不正确的配戴习惯和不正确的方法，从而提高配戴者的依从性，提高配戴隐形眼镜的成功率，同时也能及时发现配戴后出现的不良反应，并防止严重的并发症发生。

另外，家长要教给孩子正确配戴隐形眼镜的方法。具体过程如下：

（1）用香皂把手清洗干净，记住不要用毛巾擦干，自然晾干就可以。因为当手指上有水分时，戴隐形眼镜容易粘连镜片。

（2）正确辨别眼镜的正反面。正圆形即是正面，若镜片边缘向外翘起即是反面。

（3）等镜片稍干些，稍变硬些，镜片会呈现得更有弧度，再戴较为容易。

（4）眼睛对着镜子向前看，轻轻将镜片贴近眼睛。

隐形眼镜的分类

根据材料的软硬，隐形眼镜分为硬性、软性、透气性三种。

硬性隐形眼镜一般采用PMMA聚合物制成，以硬性透氧隐形眼镜Rigid Gas-Permeable（RGP）较为普及。软性隐形眼镜在1960年由捷克斯洛伐克化学家Otto Wichterle发明，由于配戴较为舒适，现在已成为较普及的镜片种类。透气性隐形眼镜采用亲水性强的材料，可以使氧气透过镜片进入角膜，使配戴更加舒适。

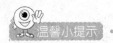温馨小提示

　　家长要知道，角膜内皮细胞是不能再生的，遭到损伤后，也就无法复原了。这层细胞的数量在人出生时约3000个/平方毫米，随着年龄的增长逐渐减少。因此，让孩子好好保护眼睛非常重要。

附录
Appendix

您的孩子以后会近视吗

如今，电子产品非常普及，许多家长都有这样一个疑问：自己的孩子将来会不会近视呢？要想知道答案，不妨进行下面的小测试。只要将每道题的分数相加，并找到对应的结果就可以。

1. 孩子的爸爸妈妈是近视吗？

A. 都没有（0分）

B. 一方近视，但度数不超过300度（1分）

C. 双方都近视，度数不超过300度（2分）

D. 一方近视，度数大于300度，小于600度（3分）

E. 双方都近视，度数大于300度，小于600度（4分）

F. 一方近视，度数达到600度或以上（5分）

G. 双方都近视，度数达到600度或以上（6分）

2. 孩子出生时，是否早产？

A. 不是（0分）

B. 是（1分）

3. 孩子出生时有多重？

A. 5斤以上，8斤以下（0分）

B. 5斤以下，8斤以上（1分）

4. 孩子的体质如何，是否出现过高烧、惊厥、缺氧的现象？

A. 孩子从没出现过以上现象（0分）

B. 以上现象出现过1项（1分）

C. 以上现象出现过2项（2分）

D. 以上现象都出现过（3分）

5. 家里有人经常抽烟吗？

A. 没有（0分）

B. 有（1分）

6. 孩子喜欢户外运动吗？平均每天投入户外运动的时间是多少？

A. 2小时以上（0分）

B. 1小时以上，2小时以下（1分）

C. 不到1小时（2分）

D. 不到30分钟（3分）

7. 孩子近距离阅读时的坐姿是否标准？

A. 比较标准，距离不少于33cm（0分）

B. 不标准，孩子喜欢趴在桌子上，眼睛和书本离得很近（1分）

8. 孩子持续用眼多长时间会去放松眼睛？

A. 不超过45分钟（0分）

B. 超过45分钟，但不到2小时（1分）

C. 2小时以上（2分）

9. 平均每天看多长时间的电视？

A. 不超过1小时（0分）

B. 超过1小时，不到2小时（1分）

C. 超过2小时（2分）

10. 电脑、手机和平板等是不是都会玩？

A. 看电脑不超过1小时，看手机等不超过30分钟（0分）

B. 看电脑超过1小时，不到2小时，看手机超过30分钟，不到1小时（1分）

C. 看电脑超过1小时不到2小时，手机超过1小时（2分）

D. 看电脑超过2小时，看手机超过1小时（3分）

E. 电脑、手机都超过2小时（4分）

1. 10分以下：您的孩子属于近视低危人群

您的孩子的体质、用眼习惯都还不错，让孩子继续保持。另外，平时在日常饮食中应多注意对钙、铬、锌、维生素的补充，比如猪骨、玉米、黄豆、肝脏、胡萝卜、蓝莓等。假如孩子出现近视，到医院进行眼检查排除视功能问题后，佩戴适合的眼镜，孩子的视力应该可以得到良好的控制。

2. 10~16分：您的孩子属于近视易感人群

孩子的生活总是离不开电子产品，同时不良的用眼习惯很容易让孩子患上近视。家长们，一定要培养好孩子的日常用眼习惯，控制孩子电子产品的使用时间，手机、平板之类的电子产品对眼睛的伤害很大，建议每天玩的时间不超过30分钟。如果孩子视力下降了，不要随便找家眼镜店配眼镜，选择正规的医院和科学调节的方式，才能很好地控制孩子的近视。

3. 16分以上：您的孩子属于近视高危人群

孩子的体质及用眼习惯可能相对较差，如果家长都是高度近视的话，孩子患近视的可能性会非常大，并且有难以控制的趋势。近距离的用眼强度大，眼睛长期处于紧张状态下，造成孩子的视环境无法得到良好改善，近视加重几乎是肯定的。建议孩子定期去医院做相应的眼检查，通过医学预测的方式，对孩子可能出现的近视进行控制。

您的孩子有散光吗

　　请让孩子看下面的线条粗细是否均匀。当孩子不戴眼镜或配戴矫正眼镜，看散光表中的线条觉得粗细均匀时，说明被检眼无散光现象或散光已充分矫正。当被检眼发现散光表中某一线条黑而清晰时，说明有散光的可能。

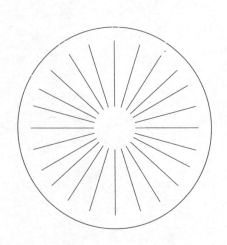

新版眼保健操

眼保健操是根据医学推拿、经络理论，结合体育医疗综合而成的按摩法。它通过对眼部周围穴位的按摩，使眼内气血通畅，改善神经营养，以达到消除睫状肌紧张或痉挛的目的。眼保健操和眼卫生相结合，可以控制近视眼的发生，起到保护视力、防治近视的作用。

眼保健操总要领歌

指甲短，手洁净；遵要求，神入静；

穴位准，手法正；力适度，酸胀疼；

合拍节，不乱行；前四节，闭眼睛；

后两节，双目睁；眼红肿，操暂停；

脸生疖，禁忌证；做眼操，贵在恒；

走形式，难见功。

第一节　按揉耳垂眼穴，脚趾抓地

动作要领：用双手大拇指和食指的螺纹面捏住耳垂正中的眼穴，其余三指自然并拢弯曲。伴随音乐口令，用大拇指和食指有节奏地揉捏穴位，同时双脚全部脚趾做抓地运动，每拍一次，做四个八拍。

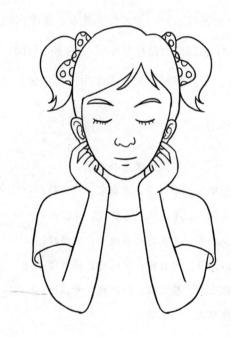

第二节　按揉太阳穴，刮上眼眶

动作要领：把双手大拇指的螺纹面分别按在两侧太阳穴上，其余手指自然放松、弯曲。伴随音乐口令，先用大拇指按揉太阳穴，每拍一圈，揉四圈。然后，大拇指不动，用双手食指的第二个关节内侧，稍加用力从眉头刮至眉梢，两个节拍刮一次，连刮两次。如此交替，做四个八拍。

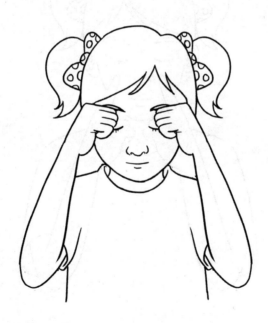

第三节　按揉四白穴

动作要领：用双手食指螺纹面分别按在两侧穴位上，大拇指抵在下颌凹陷处，其余手指自然放松、握起，呈空心拳状。随音乐口令有节奏地按揉穴位，每拍一圈，做四个八拍。

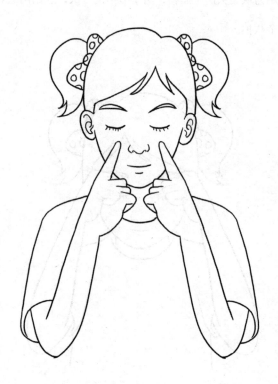

第四节　按揉风池穴

动作要领：用双手食指和中指的螺纹面分别按在两侧穴位上，其余三指自然放松。随音乐口令有节奏地按揉穴位，每拍一圈，做四个八拍。

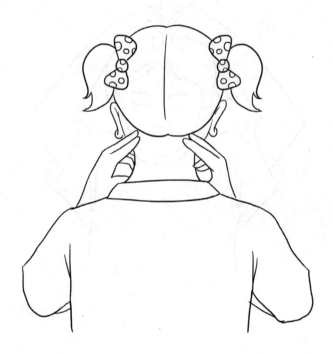

第五节　按头部督脉穴

动作要领：双手曲状按压在头部督脉穴上四次，从前往后，手指放松。随音乐每拍按揉一次，做四个八拍。

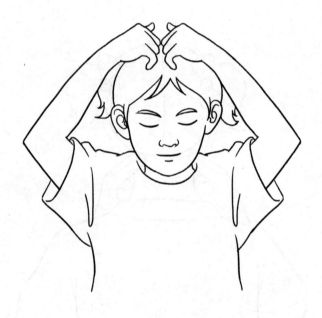

世界各国保护儿童视力的妙招

近年来，我国儿童近视高发已成为严重的社会问题。为了帮助家长广泛了解保护视力的方法，帮助孩子养成良好的用眼习惯，下面给大家介绍世界各国保护儿童视力的妙招，希望家长都能懂得保护视力的最好的方法。

1. 德国：每天活动眼部肌肉

德国学生的近视率一直控制在15%以下，其中最重要的原因就是德国人很重视提高孩子的自然视力。

德国儿童眼睛保护专家海格尔博士说，眼部肌肉的过度劳累是导致儿童近视的重要原因，积极锻炼眼部肌肉不仅可以防治近视，还有助于提高孩子的视力。因此，德国学校里通常都在推广眼部肌肉操。具体操作如下所示：

第一节是晶体操。首先，双手托腮，让眼球按上、下、左、右的顺序转动10次，再逆时针、顺时针各转动10次；接着，举起自己的左手向眼睛左前方伸直，看清手掌手纹后，再看3米外的墙上挂着的一幅画，目光在两者间快速移动20次。

第二节是按压操。用手指腹轻轻按压眼部周围的穴位，并配合腹式呼吸，深呼吸的同时，颈部及肩膀自然放松。完成这套眼部肌肉操需要5分钟，孩子们每天上午和下午在学校各做一次，晚上睡觉前再做一次。

海格尔博士还说，视力能否得到提升，关键在于能否长期坚持练习，而且学校会从一年级开学时，就让孩子们戴上"巫婆"眼镜，体验近视的感觉，了解造成近视的原因、戴眼镜对生活造成的各种不方便等。

为了提高孩子的视力，德国学校还定期让孩子进行眺望活动，也就是让孩子们在走廊上、公园里或山上，凝视远处的事物，眺望远处的景色。

2. 日本：严格限制电游时间，注意纠正写字姿势

据日本文部科学省最新的学校保健统计调查显示，近年来视力在0.7以下的日本儿童增加了10%。因此，日本从学校到家长，都绷紧了保护孩子视力的神经。

打电子游戏最伤害视力，近年来，很多家长开始限制孩子玩游戏的时间，只许周末玩一次，一次不超过半小时，或每周玩两次，每

次不超过15分钟。总之，一周玩游戏的时间不能超过半小时。

此外，日本家长非常注意纠正孩子的写字姿势。日本许多家里都有专门的学习桌，配有专门的书架和灯具，灯的角度、亮度，与桌面的距离等，都是经过严格计算的，全方位保护孩子的视力。

另外，学习桌摆放的位置也很有讲究，通常建议放在靠窗的地方，这样孩子眼睛疲劳时，可以轻松地看到窗外的风景。如果房间够大的话，也可以放在房间的中间，这样视野开阔，眼睛不容易疲劳。此外，家长还随时监督孩子的坐姿，如果发现孩子写作业时弓着背、趴在桌子上，就会马上提醒和纠正。

3. 美国：保护视力的八项注意

为了保护孩子们的视力，美国的学校及家长联合起来，制定了保护孩子视力的八项注意：

（1）电子屏幕阅读或书面阅读半小时后，闭眼休息2分钟。

（2）阅读过程中，常眨眨眼睛，以保持眼球的湿润。

（3）室内光照应充足，建议使用全光谱灯泡，特别是使用电脑的时候。

（4）使用防眩屏电脑显示器，防止显示器伤害孩子的眼睛。

（5）显示器与眼睛保持45～76厘米的距离。

（6）显示器的屏幕中心点最好低于双眼10～20厘米。

（7）室外阳光过强时，一定要戴太阳镜。

（8）每晚必须保证8小时睡眠。

4. 加拿大：期末寄一封"爱眼信"，勤检查孩子的视力

加拿大公立中小学生的家长，每个学期期末都会收到校方寄来的一封"爱眼信"，信中强调视力保护的重要性、用眼卫生的注意事项以及定期接受视力检查的方法等内容。在加拿大的医疗体系中，眼科是少数设有直接门诊的专科之一，家长可以根据校方建议，每半年带孩子到指定视光诊所接受定期的检查和治疗。

如果发现孩子需要戴眼镜，眼科医生或眼试光师就会当即进行验光，并为孩子配一副合适的眼镜，每隔2年更换一副眼镜。这里所有的就诊费用都是免费的。

加拿大保护孩子的视力，除了勤查视力、及时配眼镜外，还包括以下两方面的内容：

一是保证户外活动的时间。加拿大的学校特别提倡户外活动，无论学校硬件条件如何，每天都会保证至少2小时的户外活动时间。

二是减少用眼疲劳。加拿大公立学校的课时比中国要短得多，而且一般不会拖堂。另外，学校补课受到严格限制。许多孩子坐校车上学、放学，而校车到时间就发，不会等候。如果老师拖堂，那只有

自己开车送孩子回家了。加拿大的学校不提倡留过多的作业，低年级的学生基本没有作业，除毕业班外，高年级的学生作业要求课上完成，不允许带回家。这样一来，孩子用眼学习的时间就会大大减少，学习强度也大大降低。

孩子眼睛的定期筛查

孩子10~12岁的时候，视觉系统将完全发育成熟。这时候，很多早期出现的视力问题就可能不太容易逆转或纠正了。因此，在判断哪些因素影响孩子的视力时，眼部筛查起到了重要的作用。

1. 美国儿科学会推荐的眼部筛查阶段

（1）新生儿期

儿科医生应该在新生儿出院之前为他们检查是否存在眼部缺陷、白内障或者先天性青光眼。如果怀疑存在某项疾病，就需要小儿眼科医生来为这名新生儿检查。

（2）6个月

儿科医生需要为所有6个月来接受常规门诊检查的孩子检查是否头眼协调，以及所有可能存在的眼部疾病。

（3）6个月~3岁

摄影筛查法也许可以检测早期的弱视及其他危险因素。

（4）3~5岁

这个年龄段的孩子，每年都应该由儿科医生进行视力筛查，并检查眼部是否存在任何一种可能影响将来受教育的发育缺陷。

（5）6岁或更大的时候

孩子满6岁后，要隔年检查一次。这些检查测量孩子的视力，并评估孩子视力各个方面的功能。

2. 什么情况应该去看医生？

除了上面说到的定期带孩子做眼部筛查外，如果家长观察到孩子有下列症状，也应该去找医生：

（1）一侧或双侧瞳孔上出现一个白色的东西；

（2）眼睛或眼睑持续（超过24小时）红肿或有分泌物；

（3）不断流泪；

（4）对光敏感，特别是孩子双眼光敏性不一致的时候；

（5）孩子的眼睛外翻或者出现斜视，或双眼不能看往同一个方向；

（6）头一直异常地斜向一个特殊的方向；

（7）经常眯眼睛；

（8）一侧或双侧眼睑下垂；

（9）双侧瞳孔大小不等；

（10）经常持续地揉眼睛；

（11）眼皮"跳"或频繁眨眼睛；

（12）不把物体拿到眼睛前就看不见；

（13）眼部外伤；

（14）角膜出现白色絮状物；

（15）看东西有重影；

（16）频繁出现头痛；

（17）看书或看电视后眼睛持续疼痛或者轻微头疼；

（18）视力模糊；

（19）眼睛发痒、有烧灼感，甚至被抓伤；

（20）看彩色的东西有问题。

儿童近视手术小知识

青少年的眼球正处于生长发育阶段，调节能力很强，眼球壁的伸展性也比较大，用眼过度使睫状肌和眼外肌处于高度紧张状态是形成青少年近视眼的直接原因。也正是这个原因，眼科专家一致认为未成年人并不适合进行准分子激光手术，所适合的只有后巩膜加固术。

后巩膜加固术是眼球外手术，手术时将加固的材料剪成各种需要的形状，通过眼球结膜的切口分离开眼外肌，放置到眼球后极部和有葡萄肿的部位固定。此手术适合于控制高度近视的眼轴进行性延长，尤以青少年高度近视眼球轴长超过26毫米、近视屈光度每年加深发展超过1.00D者有重要意义。

现在一般认为儿童近视500度以上，年龄在5足岁以上，每年近视度数加深超过100度以上，并连续2年以上，超声波检查眼轴大于25毫米，无其他禁忌证，即可手术。

儿童高度近视绝大多数是先天性的，这些先天性近视不但度数高，更重要的是往往伴有视功能损害，有斜视、弱视、眼底发育不好或已变坏，如不治疗，多半预后较差。有些家长认为孩子近视不要紧，长大后做近视手术就好。但是近视对眼睛的改变，如眼轴变长、视网膜变薄等，都是无法逆转的。视网膜脱离、眼底出血的风险会增加，甚至有失明的可能。而且，手术也不是万能的，有些患者的眼睛度数太高，已经不适合做激光手术了。

　　需要注意的是，任何手术都有风险，后巩膜加固术也不例外，它不是一个常规手术，目前该手术在全国开展不多，也有一定的风险。不过，对于病理性近视、近视加深过快的儿童，它是一种值得考虑的方法。

后记
Postscript

保护孩子的视力，家长须增长保健知识

近年来儿童视力异常不断呈现高患病率、高增长率和发病年龄提前的特点，这已经成为影响儿童健康的突出问题。视力不良不仅影响儿童的发育，还会给成长中的儿童造成心理上的创伤，影响升学、就业等，也会给家庭和社会造成不可弥补的损失。这使得很多家长对孩子的视力很担心。家长应该敲响警钟，时刻注意孩子的用眼情况，帮助孩子养成良好的用眼习惯。

但是，很多家长在保护孩子视力这一方面，缺少一定的保健知识，常有一些错误的观念。比如，很少有家长会带着孩子去正规医院的眼科进行常规检查，常常是等孩子的视力出现问题了才去，甚至随便找一家配镜店配镜矫

正；还有一些家长认为，孩子近视了没关系，等长大了做一下近视激光手术就好了；等等。这严重影响了孩子视力的提升和改善。

因此，作为家长，应当充分认识儿童视力保护的重要性，学习相关知识，在保护视力的关键期增强防护措施，给孩子一个光明的未来。